湛庐 CHEERS

与最聪明的人共同进化

HERE COMES EVERYBODY

CHEERS
湛庐

EVERYDAY
提高你的
创伤免疫力

[美]特蕾西·肖尔斯 著　　乔淼 译
Tracey Shors

TRAUMA

天津出版传媒集团
天津科学技术出版社

上架指导：社会科学

Everyday Trauma
Copyright © 2021 by Dr. Tracey Jo Shors
Published by arrangement with Park, Fine & Brower Literary Management, through The Grayhawk Agency Ltd.
All rights reserved.

本书中文简体字版经授权在中华人民共和国境内独家出版发行。未经出版者书面许可，不得以任何方式抄袭、复制或节录本书中的任何部分。

天津市版权登记号：图字 02-2025-070 号

图书在版编目（CIP）数据

提高你的创伤免疫力 /（美）特蕾西·肖尔斯著；乔淼译 . -- 天津：天津科学技术出版社，2025.7.
ISBN 978-7-5742-3096-5

Ⅰ . R749.055

中国国家版本馆 CIP 数据核字第 20255RR410 号

提高你的创伤免疫力
TIGAO NIDE CHUANGSHANG MIANYILI
责任编辑：梁　旭
责任印制：赵宇伦

出　　版：	天津出版传媒集团
	天津科学技术出版社
地　　址：	天津市西康路 35 号
邮　　编：	300051
电　　话：	（022）23332377（编辑部）
网　　址：	www.tjkjcbs.com.cn
发　　行：	新华书店经销
印　　刷：	唐山富达印务有限公司

开本 710×965　1/16　印张 13.5　字数 143 000
2025 年 7 月第 1 版第 1 次印刷
定价：89.90 元

版权所有，侵权必究
本书法律顾问　北京市盈科律师事务所　崔爽律师

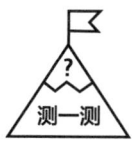

如何在创伤中成长？

扫码加入书架
领取阅读激励

扫码获取全部测试题及答案，
一起轻松应对日常
焦虑与创伤

- 哪个性别更容易被诊断出 PTSD？

    A. 女性

    B. 男性

- 关于创伤性记忆，以下说法正确的是哪项？（单选题）

    A. 我们对创伤的感受很难被改变

    B. 我们记住的创伤一般就是客观事实

    C. 做对大脑训练，能改变和治疗创伤

    D. 只有车祸、暴力这样的大事才能造成创伤性记忆

- 以下哪种表现说明一个人的创伤复原力还不错？（单选题）

    A. 很乐意学习新东西

    B. 经常回想做过的错事

    C. 总认为自己还能做得更好

    D. 希望有更多时间独自思考

扫描左侧二维码查看本书更多测试题

献给我美好的儿子和低调的英雄——埃文

显而易见，如今什么事都可能发生。
——
马克·吐温

EVERYDAY TRAUMA

前 言

打破创伤循环,重塑美好记忆

> 告诉我何谓绝望,你的,而我也将告诉你我的。
> ——玛丽·奥利弗(Mary Oliver),诗作《野鹅》(*Wild Geese*)

我妈妈常说:"每个人都有自己的故事。"人们会在故事中谈论自己的爱情、子女和职业。人们也会谈论自己艰辛的童年、破碎的心灵,以及遭受过的性暴力和情感虐待。我们讲故事的原因五花八门:让别人了解我们身上发生了什么;帮助他人更好地理解我们是谁、我们的生活。但大多数时候,我们的故事其实是讲给自己听的:我们过去发生了什么,我们对这些事有何感受,以及在此之后我们如何看待自己。我们讲故事是为了从这些经历中吸取教训,避免旧事反复,从而再次伤害自己或他人。但有些人一再重复讲着相同的故事,尽管这些故事早已不再吸引人,也不再具有价值。

我们的大脑天生就会从日常经验中提炼故事。**我们不断重复讲着的故事往往就是日常生活中受到的创伤。**本书旨在分享一些训练大脑的方法，从而让大脑可以基于记忆讲出更好的故事，并在将来创造出更好的记忆。不过，在此之前，我要先向你介绍一些知识。

首先，我要谈一谈在我们生命中最重要的那些时刻，大脑是如何生成故事的。其次，我想聊一聊这些故事如何引起抑郁、焦虑、恐惧和恐慌，甚至在极少数情况下引发与现实"决裂"的精神错乱，从而严重影响日常生活。我还会以自己的经历为例，分享我从这些经历中学到的有关大脑的心得。

但这并不是一本关于我个人的书，它与你的生活有关，也与你的大脑有关。你的大脑如何记忆你生命中那些最重要的时刻，无论它们是好是坏，无论它们是与他人的经历相似还是截然不同？这些记忆如何影响你的现在和将来？你所持的观念是什么？大脑是如何日复一日围绕记忆产生各种观念的？你的大脑每时每刻都准备进行学习和记忆，它是如何做准备的？本书将讨论以上所有问题。

在阅读本书的过程中，我希望你能像我一样意识到，保持大脑在"软件"和"硬件"两方面的健康具有极为重大的意义。我们必须训练自己的大脑，既要让它有能力应对过去，又要让它能够面向当下，并为未来做好准备。创伤总是不可避免的：我们所爱之人终会逝去，我们并非总能得到自己想要的友谊，失业、车祸、疾病——始料未及的事总会发生。我妈妈说得对："世事变化不会总如我们所愿。"每个人都有自己的故事。但只要稍加努力，稍具洞察力，我们就可以保护大脑，使其不会沉迷于过往，不会被记忆压垮。我们可以训练大脑去自主创造属于我们自己的故事。

通过科学训练，改善大脑应对创伤的方式

不久前我在纽约市中心散步时，看到了一幅巨型壁画。上面写着一行字："众生各异，人人皆同。"这让我想起了一项小小的研究，其被试只有一对夫妇。¹两人卷入了一场上百辆汽车连环相撞的惨烈事故。他们的车和其他车辆碰撞后挤作一团，两人被困其中，眼睁睁看着邻车里的一个孩子被活活烧死。他们惊恐万分，以为自己也难以幸免。但夫妇俩幸存了下来。

如你所想，他们遭受了严重的心理创伤。事故发生4周后，他们接受了一些心理学家的访谈。在结构化访谈①中，临床心理学家将参照诊断标准，评估受访者的心理健康问题。两人都被诊断为急性应激障碍（acute stress disorder）。这个诊断名用于描述创伤性事件过后不久出现的一系列症状反应。

丈夫声称自己在车祸发生时仍保有大部分体力，甚至设法打碎了挡风玻璃，为自己和妻子辟出一条生路。但时隔数周，他仍然难以集中精力工作，常感到惊惧不安，容易急躁。他在大部分情况下都会回避有关这次车祸的记忆，远离任何可能引发相关回忆的线

---

① 指通过预先设计的问卷或访谈指南进行的访谈。——编者注

索，尤其是事发的那条高速公路。妻子在事发当时大脑完全空白，整个人动弹不得，并且在事后表现得异常麻木。她和丈夫一样，在事后开始回避那条高速公路，甚至无法再驾车。她同样难以集中精力工作。与丈夫相比，她的症状更严重，以致在事发后数月卖掉了自己创立的公司。

妻子的症状非常典型，包括痛苦的创伤性记忆、侵入性思维和应激反应。但同时她还表现出了分离性症状，这意味着她的意识会与现实产生脱离。丈夫的症状相对妻子要少，且他基本没有出现分离性症状。在这场车祸发生之前，夫妇二人均没有心理健康问题，不过妻子有产后抑郁史，并且在研究过程中回忆起了自己的一些童年创伤。

这两人经历了同样的创伤性事件，在事件发生之前和之后的生活轨迹也近似，但在事件发生时和结束后的反应存在差异。让我们继续讨论这项研究。研究者请夫妇二人在实验室里一边听事故的"剧本"，一边重温创伤。在此过程中，丈夫变得焦虑不安，他的心率加快，每分钟比静息状态快13次；他的大脑也变得更加活跃，许多脑区的血流量增加，包括位于海马和杏仁核上方的颞叶皮质，这些脑区都与创伤性记忆的产生有关。妻子的反应则与之相反。她在被要求重温创伤性事件时表现得麻木，而且有趣的是，她的心率没有变化，大脑也没有产生像丈夫的大脑那样的反应。不过妻子大脑中的视觉皮质非常活跃，仿佛她通过大脑再次"看"到了事故现场一样。

前　言　打破创伤循环，重塑美好记忆

在研究结束后，这对夫妇接受了完整的认知疗法干预。丈夫在6个月内康复，而妻子并未完全康复，且继续出现一系列症状，这些症状符合创伤后应激障碍（post-traumatic stress disorder，PTSD）的诊断标准。

虽然他们的经历很悲惨，但这的确是个极为难得的案例。神经科学家很少有机会研究经历过相同创伤性事件的两个大脑。这对夫妇在事故发生前应当过着相似的日常生活。两人的成长背景和人生经历当然各有不同，但大体来说，直到车祸当天，他们的日常生活模式应当是相近的。他们可能会一起吃午饭，谈论当天工作中发生的事，商量周末的计划……然后，那场车祸发生了。丈夫变得过度活跃、充满能量，以至于有力量打破车子的挡风玻璃（一般人很难做到），而妻子则吓坏了、瘫坐在原地。你可能会将两人的不同反应归因为性别差异，但我们最好当心这种先入为主的观念。

事实上，我们并不了解车祸发生时的细节。也许丈夫没有像妻子一样被变形的车辆卡住，也许妻子只是没想到该如何逃生。我们必须考虑其他可能的情况。如果他们的孩子也在车里，事情又会如何发展？或许他们的反应又会有所不同。众所周知，在保护孩子时，父母可以克服生活中的许多障碍。

请尊重一个事实：我们永远无法真正了解个体之间的全部差异，恰恰是这些差异使他们对创伤做出了不同的反应。每一个胚胎都携带不同的基因，在母亲的子宫里接受了不同种类和水平的激素的作用。在呱呱坠地后，从童年到青春期再到成年，我们又经历了不同水平和程度的应激和创伤。这些因素导致每个人的大脑不尽相同。

每个人生阶段都为我们带来了独特的经验和学习机会，它们不仅改变了我们的大脑，也影响了我们与他人、世界互动的方式。大脑的形成过程反过来又塑造了我们处理自身经验的方式，其中也包括处理我们日常经历的创伤的方式。作为人类，我们始终在改变，我们一直在学习。我们总是有机会"重新讲述"自己的故事，把它们变得更好。

EVERYDAY TRAUMA

目 录

前　言　打破创伤循环，重塑美好记忆

第一部分　了解创伤的形成原因及心理障碍

第 1 章　生活中的创伤无处不在　003

应激与创伤：区分与理解　005
人人都会经历，各自感受不同　007
应激与创伤：同源而异果　009
我的首次创伤性记忆　014

第 2 章　应激与创伤如何塑造生活　　018

PTSD：创伤的长期回响　　019
作为创伤后反应的焦虑　　023
创伤引发的抑郁情绪　　026
创伤后的精神反应解析　　027
逃避：心灵的自我保护机制　　029
大多数人的共同经历　　031

第 3 章　日常创伤的两种形态　　033

慢性应激：日复一日的隐形伤痕　　035
压力激素：塑造大脑的双刃剑　　037
创伤也会跨代传递：无形的纽带　　041
急性应激：突如其来的恐惧与挑战　　044
大脑与身体的共鸣：创伤的躯体感受　　047

第二部分　从思维到记忆，再到情感的旅程

第 4 章　反刍思维：困在大脑中的循环　　053

对过往经历的反刍与回味　　055
反刍思维的意义与心理功能　　058
自我反刍：内心的对话　　059

目 录

  反刍思维：心理健康的晴雨表 063
  反刍思维如何塑造新的记忆 065

第 5 章　创伤与记忆的反复纠缠 069

  大脑的学习：为未来铺路 071
  记忆的制造：大脑的杰作 074
  海马中的永恒印记 077
  记忆与情感的共鸣 080
  创伤虽逝，痕迹永存 082
  困于过往的大脑，难以释怀的伤痛 084
  慢慢品味生活每一刻 086

第 6 章　女性大脑的独特变化 089

  女性与 PTSD：被忽视的议题 089
  女性的主动求助精神 093
  创伤的性别差异解析 094
  性激素的微妙作用 095
  分娩与母职对大脑的影响 097
  女性更易陷入反刍思维 099
  复杂的因果关系没有单一答案 101

第三部分　为大脑准备应对日常创伤的装备

第 7 章　日常挑战与大脑适应　　105

惊人发现：成年人大脑中的新生神经元　　107
用进废退：新生神经元的存活法则　　108
持续学习对大脑成长的影响　　110
运动与学习，双重驱动大脑活力　　112
科学证实，人脑新生神经元的意义　　113
身心训练：神经元的生成途径　　114
保持必要难度，大脑成长的策略　　116
学习的本质，生存复原力的关键　　118

第 8 章　应对应激与创伤的治疗方法　　120

暴露疗法：直面创伤性记忆　　121
回顾疗法：审视与理解创伤　　124
处理创伤性记忆：迈向康复　　127
哪种疗法更有效？全面解析　　129
其他治疗取向：多元化的选择　　130
基于躯体的治疗：身心的融合　　132
药物控制：缓解症状的手段　　134
治疗的准备与时机：不勉强、不拖延　　136

第 9 章　绘制大脑训练地图　　139

MAP：心智与身体的双重训练　　141

坐禅：心灵的宁静之旅　　143

行禅：在行走中修炼　　145

身体训练：强健体魄、强健大脑　　146

身心结合：和谐共生的力量　　149

MAP 训练的注意事项与准备　　153

第 10 章　我们为何要训练大脑　　161

缓解抑郁，减少反刍思维：心灵的自由　　162

强化身体，应对创伤：身心的坚韧　　164

整体大于部分之和：身心的协同作用　　165

不再过度思考：心灵的释放　　166

重要的心得：成长的轨迹　　168

辨别过去与当下：活在当下的智慧　　170

结　语　与创伤共存，让心灵自如　　174

心智技能：古老而新颖的话题　　175

训练大脑，迎接未来：未知的勇气　　178

为未知做好准备：拥抱变化　　180

致　谢	185
译者后记　基于科学的"防'心'术",你值得拥有	189
注　释	195

EVERYDAY TRAUMA

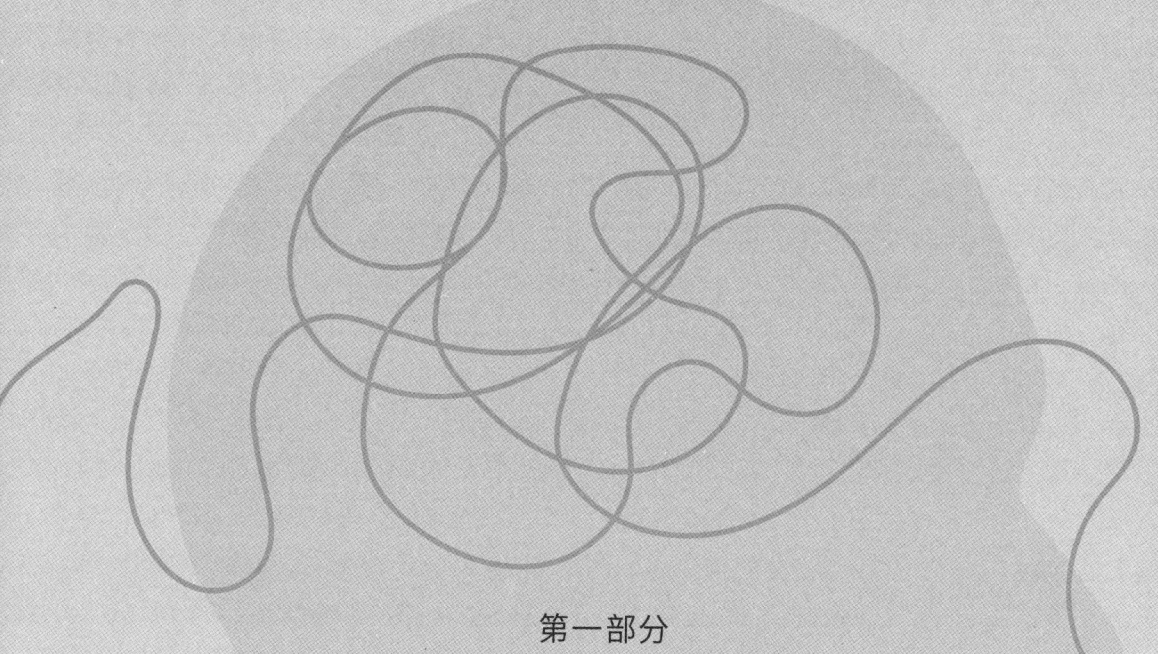

第一部分

了解创伤的形成原因及心理障碍

第 1 章

生活中的创伤无处不在

> 我的生活中到处都是创伤。一个人如果在生活中经历过太多的创伤，就会觉得受到创伤是理所当然的。对我而言，受到创伤确实是家常便饭。我的头脑中一直循环播放着名为"创伤体验"的录像带，那些糟糕的经历仿佛挥之不去。我有太多这样的经历，以至于我总是焦虑不安，总在担心下一秒会发生什么。
>
> ——金，41 岁，店主

我最近做了一场关于我在创伤以及 PTSD 方面研究的演讲。一名男性听众询问我这些研究是不是在本地的退伍军人医疗中心完成的。我解释道："我的主要工作对象是社区里的普通女性。"这让他结结实实地吃了一惊。"我还以为只有退伍军人会罹患 PTSD 呢，"他说，"那些从未服役的普通女性为什么也会得 PTSD 呢？"

他的反应并不奇怪。许多人都认为创伤和 PTSD 是军人专属的问题。"心理受创的战士"的故事总是令人印象深刻，而那些从未上过战场却在创伤中挣扎的普通人的经历则显得平平无奇。**我们身边有成千上万的普通人，他们极力想要摆脱的创伤性事件，正是日常生活中不起眼的琐事。**所谓普通人，指的就是我们那些友善的邻居、会在遛狗时向我们挥手致意的路人，以及我们的父母、兄弟姐妹、子女和友人。为什么普通人会像心理受创的战士一样，被生活琐事搞得筋疲力尽、伤痕累累？为什么我们放不下那些往事？我们该如何让自己从创伤性经历中解脱出来？

我们首先要达成共识：创伤在我们的日常生活中普遍存在。近期，一项涉及世界各地近 70 000 人的研究表明，超过 70% 的人在一生中至少经历过一次创伤性事件。[1] 经历过创伤的人将来会有更高的概率遭受新的创伤。例如，童年时代遭受过肢体暴力的人在长大后更有可能继续受到暴力的影响，比如经历抢劫或家庭暴力。[2] 这样一来，他们便更有可能被诊断为 PTSD。

总的研究数据表明，男性拥有创伤性经历的概率略高于女性，但女性被诊断为 PTSD 的绝对人数远超男性——女性罹患 PTSD 的概率是男性的 2 ～ 3 倍。[3] 这些数据令人触目惊心。这便是我关注"女性如何应对应激和创伤"这个议题的原因之一。创伤性经历不仅会导致 PTSD，还会引发抑郁和焦虑，并导致高血压、失眠和肥胖等问题。创伤性经历还会改变我们对世界的关注点和我们思考世界的方式。我将在本书中逐一探讨以上所有话题。但在此之前，我们要先厘清"创伤"的定义：创伤究竟是什么？应激与创伤的区别又是什么？

应激与创伤：区分与理解

我研究应激和创伤已有数十年。即便如此，我还是很难对二者进行精确的定义和区分。[4]通常，词典中关于应激的解释会涉及"压力"或"张力"，这些概念往往是施加于"物"的。例如，《韦氏词典》对应激的定义就是"一个物体或同一物体的一部分施加给另一物体或另一部分的力，通常由推、拉、相对运动、相互挤压或相对扭转引起"。此处的"物体"当然不是特指人体，但我们可以借用人体的概念来理解它。我们可以把心理上的应激理解为一种精神层面的力，它作用于我们的大脑，造成心智的扭曲，制造出一些不同以往的、通常不讨人喜欢的新反应模式。每个过来人一定都对此深有同感。

英语中的 trauma（创伤）一词源自希腊语，原有伤口之意。如果你在心理层面上遭受过创伤，这种体验就仿佛心上被割出一道伤口。回想往事，你是否曾经在某个时刻感到心如刀割？你是否曾经因为某件事感到极度不安？你是否能想起人生中某个"支离破碎"的瞬间？这就是典型的创伤性经历或创伤性事件。我们通常将其描述为"一种个体或现实层面上的、强烈的受威胁感"，我们感到自己可能会死亡或遭受严重的伤害。甚至只是耳闻目睹其他人遭受实际创伤，也足以令我们产生创伤性经历，比如目睹所爱之人突然离世。创伤性经历无处不在，从车祸、虐待、街头暴力、自然灾害到疾病，内容无所不包。不难理解，在无常的生活中，我们随时随地都有可能遭受深刻的创伤。

应激和创伤的主要区别有 3 点：持续性、强度，以及当下和之后的具体感受。

我们先来看持续性。应激通常分为两种：持续时间较短的急性应激（acute stress）和长期持续的慢性应激（chronic stress）。引发急性应激的通常不是什么大事：可能是车子被蹭掉一小片漆，可能是某次约会不太开心，也有可能是在餐馆里吃坏肚子，诸如此类。慢性应激则会一直持续，可以说是"阴魂不散"。导致慢性应激的原因多种多样，可能是"996"的工作压力，可能是与蜗居生活的长期抗争，也可能是糟糕的家庭生活或伴侣关系。癌症和艾滋病等慢性疾病，基于种族、性别、性取向和年龄的歧视，都有可能成为慢性应激源。正如我的某位学生所说："我在生命中的每一天都会以某种方式感到压力。"

创伤的持续时间不像慢性应激那么久，至少在我们的记忆中没那么久。我们的大脑通常以情景记忆的形式储存有关车祸、暴力、地震或伴侣出轨等创伤性事件的记忆。一些临床心理学家进一步将创伤分成两种不同的形式。类似车祸这样的单独事件可以被归为"单一性创伤"（simple trauma）。我一般倾向于用"急性"这个词代替"单一性"，因为在创伤的世界里，无论具体发生了什么，其本质都不单一。另外一种创伤形式是"复合性创伤"（complex trauma）。它意味着更多场景、反应和经历的交织，并且通常发生在人际情境中，比如与童年时期虐待密切相关的创伤。

接下来我们再来看强度。创伤的强度通常高于应激，因此创伤的破坏力和"杀伤力"也更大。还记得我们前面提到的词源吗？创伤的词源有"伤口"之意，而应激是"挤压"或"扭曲"。后两个词很形象地概括了我们在应激状态下的感受。应激就像生活中的小插曲，让我们感到别扭、不适和不快。但创伤不一样，它是在我们心上划开的伤口。伤口如果非常深，就很难痊愈，甚至会留下永久的、不可修复的损害。

最后我们说一说具体感受。总体而言，创伤引起的感受是消极的，而应激则未必。我们能从生活中的许多应激性事件里收获正面感受，比如高中毕业、结婚、找到一份理想的工作。我还在上学时，在课上听老师描述他的感受：心跳加快，出汗，焦虑……然后他问大家，他此时此刻经历的事件是什么。所有人都往坏处想，但大家都错了。老师描述的是他初恋的体验。我们的身体在兴奋状态下产生的躯体感受，与经历消极体验时产生的躯体感受大致相似。例如，作为第一个登上月球的人类，宇航员尼尔·阿姆斯特朗在飞船着陆时心率飙升到每分钟 150 次，约为他最大心率的 80%。他当时确实处在应激状态，感到恐惧，但同时又感到兴奋，且自我感觉良好。因此，我们可以既处于高应激水平又免于创伤。但反过来就不行了，我们在遭受创伤时，一定会体验到应激。高度的创伤性经历还会让我们产生前所未有的高水平应激。

人人都会经历，各自感受不同

不同的个体对重大生活事件反应不一，我们必须牢记个体差异的存在,这样才能深入理解具体的人做出的具体反应。我在前面提到了一个车祸的例子,丈夫击碎了汽车的挡风玻璃,而妻子则僵坐在原地动弹不得。两人的反应为何大相径庭?再以"9·11"事件为例,在目睹双子塔倒塌后,一些旁观者因此罹患 PTSD,另一些旁观者则没有。为什么有些人受创如此严重,以致需要搬离纽约市,而有些人还能回到曼哈顿,重返工作岗位?此外,对于同一事件,不同的人的记忆在细节或深刻程度上也会有所不同。我有一位女性朋友,她的记忆力很强,甚至能记得多年前只见过一次面的餐厅侍者,而我早就把这个侍者忘得一干二净。人们对创伤性事件的记忆也千差万别。有些人能回忆起事件的每个生动的细节,有些人则将这些记忆完全屏蔽。

对创伤反应的个体差异可能与复原力(resilience)水平的不同有关。我们不妨把个体比作绳子,一些人生来神经大条,就像结实耐用的麻绳,而另一些人则纤细敏感,就像一拉就断的细绳。在"9·11"事件后罹患 PTSD 的一些人或许就是这样:天生脆弱,或者被后天环境长期消磨。这些人在灾难发生之前就已经存在易感倾向。如果你天生坚韧不拔,或后天受到历练,就能承受更高水平的应激。但如果你相对脆弱或者屡经消磨,低水平的应激就足以让你"过载"甚至崩溃。健康的生活方式有助于提高我们的复原力水平,比如有规律的体育锻炼、合理的饮食和充分的休息。但我们能做的事不止于此。我们可以且应该训练我们的心智,习得更好的应对策略,更好地接纳自己的思想与记忆。这样一来,在面对应激和创伤时,我们的"绳子"就更结实,更不容易被扯断。我会在本书后面的章节提及更多具体的训练方法。

我还是要再强调一遍：每个人都是不同的个体。某件事可能会让一个人遭受应激甚至创伤，但对另一个人或许影响甚微。生命带给每个人不同的经历，也在每个人身上引发了不同的反应。但我们作为人类的本质是共通的，我们的生活变化无常、危机四伏，学习的机会就蕴藏在这些变化之中。

应激与创伤：同源而异果

作为凡人，我们在一生中难免会经历创伤性事件。一些经历破坏性强，足以引发PTSD，而另一些则没那么严重。据统计，即使排除军队服役的影响，女性之中平均每10人里就有1人会在一生中至少经历一次PTSD。[5]虽然男性罹患PTSD的概率低于女性，但也无法完全幸免。有鉴于此，我要在这里归纳一些常见的应激源，以及常见的创伤性经历。我的总结不可能面面俱到，不过我希望你至少能据此发现，你或你的朋友可能经历过其中的某些事件，尽管当事人在事发时（甚至在事后）尚未意识到其创伤所在。

我并不想说人生中所有的突发事件都具有创伤性。多年前有一位创伤领域的权威曾对我说，他觉得"创伤"这个词有被滥用的嫌疑，特别是在与创伤有关的精神障碍（如PTSD）的诊断中。他告诉我，有些人仅仅看了几段深夜新闻，就带着症状前来就诊。而与此相反，一些人实际上经历了大量创伤性事件，却并没有留下什么记忆，甚至没意识到其中有何不妥。所以，我们固然是在回顾总结应激和创伤的来源，但也要注意不可过于绝对。

创伤 1：糟糕的童年经历

并非人人都拥有幸福的童年。许多孩子在家庭中缺乏安全感，对父母或其他监护人在生理或心理意义上感到恐惧。来自同辈或长辈的持续性语言暴力会在他们的精神和情绪中留下阴影，甚至是深深的伤痕。这样的体验日积月累，孩子们就很容易悲观，倾向于等待着事情越来越糟。在长大后，这些成年个体或许会以一种高度戒备的态度看待世界，时刻准备着应战、逃跑或完全僵住，就仿佛有人随时要对他们进行肢体或语言攻击一样。糟糕的童年经历也包括成长过程中缺乏食物、环境中充满危险或者持续遭受霸凌。常被提及的其他要素包括父母的物质滥用和人格改变、兄弟姐妹的欺凌、父母的离婚。更有甚者，一些人的悲惨童年经历令人发指。我的一位好朋友就是这样。他的整个童年都活在父亲的阴影下。他的父亲罹患极严重的精神疾病，甚至曾经试图开车从他身上碾过去！[6]

创伤 2：意外事故

大多数人在一生中或多或少都经历过意外事故。这些事故的严重程度可能不及前面提到的连环车祸，但也足以让我们焦虑戒惧、心脏狂跳、掌心出汗。个体在经历严重的意外事故后常常容易深陷自责或愧疚之中，哪怕其本人并无过错。随着年岁增长，个体变得容易摔倒，摔倒后更易受伤（如骨折）。这样的意外事故可能会令个体深陷其中，身心俱损。

创伤 3：重大疾病

被确诊患有某种严重疾病通常是非常伤人的。有些人不得不终年接受各种检查和治疗，如手术或化疗。想象一下每晚躺在床上不知前景如何的感觉吧！这样的经历通常会引起极高水平的应激，也很容易引发创伤。还有许多人由于没有医疗保险，不得不为自己或亲人做出终止治疗的决定。事实上，即使经过有效治疗，严重疾病遗留的生理和心理影响也不容忽视。

创伤 4：严重的自然灾害

洪水、台风和龙卷风等严重的自然灾害很容易引发 PTSD。我认识的一个人亲历了洛杉矶大地震，险些被一台飞出柜台的电视机砸中，玻璃碎片溅得满地都是。他运气很好，连皮都没有擦破，但失去了继续住在地震带上的勇气。于是他搬到了美国东海岸，结果又碰上了飓风"桑迪"①。

创伤 5：参与灾害救援及相关工作

警察、消防员、医护人员经常需要奔赴一线，直面创伤。正因如此，他们有时也会受到创伤。例如，在新冠疫情暴发期间，面对大量呼吸困难、垂死挣扎的病患，急救员和医护工作者一定受到了难以言

---

① 2012 年 10 月袭击美国东海岸的飓风，造成 200 余人死亡，直接经济损失超 700 亿美元。——译者注

喻的创伤。从灾难现场发回报道的记者也是一样的。

创伤 6：长期从事看护工作

旁观者很难真正体会到"照顾他人"是何等强烈的应激源，更不用说在这个过程中产生的焦虑、担忧和愧疚了。"我做得到底对不对，好不好？我是不是做得还不够多？"即使得到认可，看护工作也相当消耗人，更何况有时候还得不到认可。随着老龄化程度的加剧，社会对 24 小时全程看护的需求与日俱增，其中包括居家看护、机构内陪护。

创伤 7：重要之人的离世

失去所爱之人乃人生常态。这句话说起来容易，但到了事情发生的那一刻，我们还是会难以释怀。父母去世造成的打击已然足够沉重，白发人送黑发人的痛苦更甚于此。如果离世者是突然自杀的，留下许多无解的问题，那又该如何是好？

创伤 8：亲密关系的丧失

谁身边没有几个因失恋而深陷创伤的朋友呢？我曾遇到一位女性，我们认识几分钟后她就对我讲起了她分手的事。交往 8 年的男友忽然离开了她。她不吃不睡，终日以泪洗面，四处游荡以期忘掉那些回忆。另一位女性对我讲述了她痛失理想爱侣的故事。她和伴侣某天晚上从餐馆出来，一名歹徒忽然袭击并杀害了他，之后她打电话给他的父母，讲述了事件的全过程。这件事使她深受打击，以致无法继续从事律师工作。

创伤 9：暴力事件

暴力事件会给人带来强烈的冲击。如果你怀疑这一点，不妨想想在美国那些亲历校园枪击案的学生和老师，那些目睹街头枪战的平民，更不用说性暴力和肢体暴力了。全世界范围内约 1/3 的女性在一生中至少遭受一次性暴力或肢体暴力。[7] 至于家庭暴力，因为这种形式的暴力事件常常发生在公众视野之外，所以难以统计。

创伤 10：怀孕和分娩

一些女性因为意外怀孕而受到创伤，另一些女性则因为不孕受到创伤。至于分娩，女性有时会天真地看待分娩，将其视为一种纯粹、美好的体验。但即使凭借今天的技术条件，一些产妇也会受到难产和剧痛的折磨，有时还要为新生儿的健康担忧。与产妇有关的常见创伤性经历还包括硬膜外麻醉失效、医护人员失职，以及丈夫的缺席。

创伤 11：目睹重要之人深陷危险

眼睁睁看着别人遭受创伤，这本身就有可能造成创伤。当伴侣或子女受到情绪困扰或被诊断患有精神疾病时，个体时常会因此受到创伤。目睹子女违法犯罪或酗酒的父母也会如此。我的一位女性朋友有两个孩子在管教所。她说,每次电话铃响起,她都会陷入恐慌:"天哪,又出什么事了?"

创伤 12:贫困或无家可归

想一想那些日复一日受到贫困折磨,甚至居无定所、食不果腹的人们。一项荟萃分析①表明,许多无家可归者都满足 PTSD 的诊断标准。[8]不幸的是,他们中的许多人认为自己的问题源自无家可归。更糟糕的是,他们常常因无家可归而感到自责。

创伤 13:歧视

"创伤"这个词常令我们想到战争或自然灾害这样的重大事件。实际上,日常生活中的歧视不仅会剥夺个体的教育、就业和医疗机会,而且会造成数不胜数的创伤。在世界范围内,种族歧视、性别歧视都是显著的创伤来源,影响着成千上万的人。许多人仅仅因为肤色就终日背负偏见,甚至受到直接的暴力威胁。

我的首次创伤性记忆

我很幸运,早年没经历过什么创伤。不过,在回忆自己与创伤相关的经历及其对我产生的影响时,我想到了一件非常惊悚的事。

---

① 荟萃分析(meta-analysis)指汇聚多项研究数据的综合分析。——编者注

第 1 章 生活中的创伤无处不在

这件事很小,引起的创伤反应也没有持续太久,但与之相关的记忆在我生命中刻下了深深的印记,至今还在影响我的某些决策和行为方式。

此事发生于 20 世纪 80 年代末。当时我住在加利福尼亚州,就在那个著名的"好莱坞"标志牌的山脚下。那幢房子临悬崖而建,有几层高,配有玻璃幕墙、大落地窗和室外楼梯,可谓派头十足。整座建筑傲然独立,周围没有邻居,就像电视剧里经常出现的豪宅。离它最近的建筑是格里菲斯公园,白天有人会在那一带散步,到了晚上就几乎空无一人。

一天晚上我独自一人在家,待在顶楼的卧室。我通常在这个房间里读书、学习,偶尔会在这里接电话。屋里没装空调,在太阳下山后会变得凉爽一些,但这天晚上屋里异常闷热。我本来打算睡下,奈何屋里实在太热,我想也许去楼下的小卧室睡会比较舒适。那个小卧室只有一扇窗,以及一张不大的双人床。

当我下到小卧室时,时间已经接近午夜。我困得无法读书,便直接跳到床上、关灯,倒头便睡。月色晦暗,周围一片寂静。就在我闭上眼的一刻,我忽然听到外面的楼梯间传来异响。起初我不以为意,觉得那或许是一只鹿或者一头郊狼。但我很快意识到这两种动物是不太可能爬楼梯的。我瞬间清醒过来——那是非常响的撞门声。显然,有人想要破门而入。我望向窗外,看到一个黑黢黢的身影。这个人穿着深色衣服,站在外面的楼梯上。我不清楚他要去哪儿,也不打算弄清。

那些老掉牙的说法忽然在我身上都成真了：我害怕得动弹不得，被恐惧紧紧攫住。我记得自己当时拼命地思考着，自己到底"该"做些什么：我该去拿电话吗？我该从前门逃走吗？但无论做什么似乎都无济于事，而且都只会暴露我的位置。那时手机还没有普及，小卧室里也没有电话分机。我不认为自己能跑出去开车，因为钱包和车钥匙此刻在另一个房间里。我还考虑过藏进壁橱，但出于恐惧未能付诸行动。我就这样在床上一动不动地躺了好几个小时。我的心激烈地跳动，激烈到我觉得窗外的人肯定也能听到我的心跳声。我深陷恐惧，对周围的一切充耳不闻，不知道那人究竟去了哪儿，也不知道他是否还在设法闯入。就这样熬到天亮，我终于冲出去，拿到车钥匙，开车径直前往我最好的朋友家，拼命砸门把她叫醒。那之后的事我就记不太清楚了。

我年轻时被保护得很好，此前从未这么害怕过。在经历这件事之后，我整个人都变了：我不再租位于一层的房子。我会在自己的住处养一条大狗，或者装一套专业的安保设备。我在晚上变得警觉，外出时总是躲开那些阴暗、危险或不熟悉的地方，并随时观察四周，以防被跟踪。

警觉和回避风险都是正常的反应，并且在大多数时候对我们有利无弊，这些反应也符合人类的天性。但有时，我们可能会不自觉地做出反应，不仅会回避与创伤直接相关的人、地、物，而且会回避生活本身。创伤性记忆具有强大的力量，它会在创伤后迅速形成，并主宰我们的日常思想和行为。即使做不到完全主宰，它也会不断尝试攫取主导权。

第 1 章　生活中的创伤无处不在

1. 创伤在我们的日常生活中普遍存在，超过 70% 的人在一生中至少经历过一次创伤性事件。

2. 经历过创伤的人更有可能遭受新的创伤，从而增加被诊断为 PTSD 的风险。

3. 创伤引起的感受是消极的，强度通常高于应激，且破坏力更大。

4. 不同的人对同一事件的反应不同，这与个体的复原力水平有关。

5. 复原力水平高的人能够更好地应对应激和创伤，而复原力水平低的人可能更容易受到创伤的影响。

6. 创伤性记忆具有强大的力量，会影响个体的日常思想和行为。

7. 创伤可能导致个体在行为和决策上发生变化，如变得更加警觉、回避风险等。

8. 尽管并非所有人都会被诊断为 PTSD，但创伤的影响是普遍存在的，理解这些影响有助于我们更好地应对和恢复。

第 2 章

应激与创伤如何塑造生活

> 我在很小的时候遭受过一次创伤。如今我已经 45 岁了，并持续接受治疗多年。但那次创伤就像进入贝壳的沙砾，之后我生活的一切都受其影响，并围绕着它发展。
>
> ——摘自一封署名为奥利维亚的邮件

每一年我都会开设有关应激和心理健康的课程，来上课的大学生数以百计。几年前我给学生布置了这样一个作业：回想你生活中应激水平最高的事件，写一篇文章谈一谈你当时的心理反应和躯体感受。一位美国学生提到自己曾独自开车去另一个州堕胎；另一位学生说自己在急诊室值班时，忽然接到家里拨来的紧急电话，得知父亲心脏病突发。许多人提到自己在运动或车祸中受伤，难以完全康复；一些人目睹父母或祖父母去世；还有一些人因为分手而遭受创伤。但这不是我要求的作业内容。我明确告诉学生们，要"避免提及任何明确的事件细节"。但显然，他们认为写出细节比较容易。更确切地说，他们就喜欢这么写：叙述在什么时间、什么地点、什么人在场的情况下发生了什么事，从而避免谈及自己当时的感受或想法。

第 2 章 应激与创伤如何塑造生活

这一点对大多数人来说都是成立的：我们想要讲述自己的故事，但不想重温当时的感受，也不愿意思考这些记忆为何持续扰动我们当下的日常观念。重温这些感受或过度思考那些记忆确实可能不太健康。但是，要想生活更平静，免受应激想法和创伤性记忆的扰动，我们就必须更敏锐地觉察它们。下面这段描述供你参考：

> 我该怎么做才能恢复正常呢？那一天是我人生的转折点。我觉得自己仿佛坐在过山车上，而它突然间停在了半空。我没法从过山车上下来，动弹不得，挣脱不开。我从没想过它会停下来，也从未对此做过准备。我只知道它停了下来，而我只能等待别人来解救我，帮助我重归安全。我的感受只有无助、困惑和恐惧，也许不止于此。我陷入了停滞状态。

只有具备这种程度的觉察，我们才能进行更深入的探讨。

PTSD：创伤的长期回响

从术语和概念来看，创伤是很复杂的。不过在临床上，它通常与 PTSD 关联在一起。我们的讨论就从这两个概念开始。PTSD 的诊断通常需要一场结构化访谈。这种访谈需要由受过专门训练的从业者实施，如临床心理学家或精神科医师。访谈中问题的设置通常基于《精神障碍诊断与统计手册》(*Diagnostic and Statistical*

Manual of Mental Disorders，DSM）中的诊断标准。[1]*DSM* 诞生于 20 世纪 50 年代，自问世以来经过数次版本更迭。包括 PTSD 在内的许多疾病的诊断标准多次被修改，但 *DSM* 的宗旨始终如一。作为一本启发式的诊断指导手册，*DSM* 是一个实用的工具，旨在确保临床工作者采用同一套语言，并且能够形成专业共识，能以一致的方式理解患者、理解同行对精神疾病的描述或讨论。科学家们也使用 *DSM*，从而比较或对照不同实验室和机构的研究结果。*DSM* 并非十全十美，更非无所不能。一方面，它为诊断而生，因此并不涉及可能会导致疾病或症状表现的因素。另一方面，它没有为药物治疗或其他干预手段提供建议或对其做出规定。

若要被诊断为 PTSD，患者必须产生特定的、满足一系列诊断标准的症状和体验。第一个标准是创伤性事件必须真实发生。患者必须直面死亡，遭受死亡威胁，受到严重的身体损伤，或以下列某种方式受到了伤害的影响：

- 直接暴露于创伤性事件；
- 目睹他人遭受创伤；
- 得知重要之人曾遭受创伤；
- 间接暴露于创伤性事件（如作为救援人员或医疗人员进入灾难现场）。

当创伤性事件发生时，作为回应，人们会产生一系列症状，只有一部分症状对 PTSD 的诊断来说不可或缺。其中一类是所谓"侵入性症状"（intrusion symptoms），包括侵入性思维。在侵入性思维

第 2 章 应激与创伤如何塑造生活

发作时，个体会重温那些过去发生的、令人不快的经历，并出现情绪困扰。这些经历可能以闪回①或噩梦的形式重现，并引发某些行为反应，如提心吊胆或惊跳反应。其他症状可能与回避相关，即患者会刻意回避与创伤性事件有关的记忆或线索，如当时在场的其他人或者事件的发生地。还记得我们前面提到的那对夫妇吗？丈夫在车祸后会避免经过事发的那条高速公路，妻子干脆不再开车。回避十分常见，有时却很难识别。当人们开始回避有关创伤的记忆或线索时，他们的反应往往会趋于泛化——不仅回避狭义的、具体的线索（如那条高速公路），而且会回避一般性的社会接触，直至不愿再出门。有些人甚至没有意识到自己正在回避，或者因为回避行为而变得极度孤立。

PTSD 的诊断标准还包括认知和心境的改变，如抑郁情绪，还可能包括自责和内疚。有一位名叫莱莉的女性，其祖父多年前死于一场严重的意外事故。她至今还对自己与祖父的一段互动感到愧疚。

> 我记得有一次我惹他生气了。我从没见过他这么生气。一想到这段经历，我的胃就像打了结一般，这让我感到自己是个很可怕的人。我当时太小了，根本没意识到做了多么糟糕的事。尽管祖父后来说他已经原谅了我，而我也没办法回到过去改变自己的所作所为。但一想到这点，

---

① 对创伤性事件的一种侵入性回忆。有时伴随视觉、听觉、嗅觉或触觉方面的感觉体验。——编者注

我就会感到"抓狂"。

在经历了创伤性事件后，人们可能会对许多活动丧失兴趣，难以集中注意力，或者出现记忆减退的情况。他们可能会难以入睡或睡眠变浅。他们常常会对过去充满兴趣的事丧失兴致，并且发现自己对日常生活中的一些事反应过度。例如，他们可能会暴怒，也可能会尝试危险性行为、赌博、酗酒或者滥用药物。他们可能会忘记创伤性事件的细节，但对整个世界和自身都持消极态度。

最重要的是，上述症状的持续时间必须超过一个月，并且导致功能损害，只有这样患者才能被诊断为 PTSD。换句话说，症状必须足够严重，以致患者无法上班、上学或照顾家人，也无法正常维系自己的正常生活。我们还要排除一些其他致病因素，如药物副作用或其他疾病。如你所见，人们对创伤性事件的反应五花八门，其中有一些会导致 PTSD，而另一些则不会。事实上，相当一部分人在经历了创伤性事件后，并没有罹患 PTSD。在我们几年前进行的一项研究中，被试是一些遭受性创伤的女性，她们大多处于青春期或刚成年。经过访谈，我们发现约 30% 的被试符合 PTSD 的诊断标准。这意味着即使经历了严重的创伤性事件，并且在事后很快出现了许多症状，也有近 70% 的人没有罹患 PTSD。[2]

接下来，我们将深入讨论两种常见的创伤后反应，即焦虑和抑郁。然后，我们会讨论一种相对少见的情况，即罹患精神病（psychosis）。

作为创伤后反应的焦虑

我们先来讨论焦虑。"焦虑影响着我做的每一件事。"来自罗得岛州的丽莎如是说。此时,她已经是一名中年女性,但她从9岁开始就遭受焦虑和惊恐发作的困扰。她讲述了如下经历:

> 那天我放学回到家,看到叔叔和爸爸一起坐在厨房的餐桌边。我坐到爸爸腿上,就在那时,他对我说:"妈妈睡着了,而且再也不会醒过来了。"我假装对此一无所知,但在内心深处我心知肚明。之前其他家庭成员的去世已经让我遭受打击,而这次妈妈的去世让我彻底陷入恐慌。我很多天没去上学,躺在沙发上蜷缩成一团。我感到胃痛,吃不下也睡不着,然后我出现了严重的死亡焦虑。我一再问父亲我会不会死,并要他解释为何他如此信誓旦旦地说我不会死。我开始通过一些强迫性的行为来"保命",比如每隔几分钟就摸一摸自己的脉搏。

> 这种情况持续了近三年。父亲带我看了许多医生,但他们都只能耸耸肩,对此无计可施。直到多年后的今天,我还是会出现惊恐发作的症状。不过,在治疗师和药物的帮助下,我的焦虑的确有所减轻。

焦虑是一种常见的创伤后反应。它有多种表现形式,其中大多数属于躯体感受。**焦虑最常见的表现形式是恐惧——感到某种极为**

糟糕的事情将要发生。 为了应对这种感受，身体会进入一种过度警觉的生理状态。正常的警觉意味着保持警惕并集中注意力，而过度警觉则意味着警惕水平过高，仿佛把心提到了嗓子眼。在这种状态下，即使是最寻常无害的事件也有可能引发惊跳反应。例如，在创伤性事件发生前，汽车的喇叭声可能会令你转过头望向窗外，而在创伤性事件发生后，同样的声音可能会让你一蹦三尺高。这种情况可能会进一步加剧，导致你对许多寻常的声音和事件做出夸张的反应。

焦虑引起的症状不仅限于惊跳反应，它还可能导致人口干舌燥、大汗淋漓或造成肠胃问题——从恶心到突发腹泻，不一而论。有些人会出现惊恐发作，过程中伴有身体疼痛、颤抖或心跳加快。当首次体验到惊恐发作时，某人可能会将其误认为心脏病发作。由于这种感受很吓人，有惊恐发作体验的人通常都很害怕再次发作。因此，就像前面提到的那对夫妇一样，在经历严重车祸之后，他们会开始回避可能再次引发该创伤性事件的人、事或地点。但这种做法反而会加剧焦虑，并提高再次惊恐发作的可能性。因此，我们通常称之为"恶性循环行为"（vicious cycle behavior）。

许多人的焦虑可被称为"广泛性焦虑"（generalized anxiety）。这意味着焦虑几乎无时无刻不在，并不只聚焦于特定的人或事，也并不特定由这些人或事引发。在全世界范围内，广泛性焦虑是发病率最高的精神疾病之一。其他与焦虑相关的疾病相对具有特定性，但其对患者造成的影响是相似的。例如，罹患广场恐惧症（agoraphobia）的患者会对开放的空间感到恐惧，罹患社交恐惧症

（social phobia）的患者会对当众说话做事感到害怕。这些焦虑障碍都源自特定的情境或事物，但都会引起高水平的应激反应。

焦虑通常会引起躯体感受，同时也可能会在头脑中引发一些想法。这些想法通常指向未来，但并非"晚餐要吃什么"这么简单。焦虑引起的想法更有可能是这样的："我一想到未来，就会感到心慌气短。""我一想到要和其他人共事，就宁愿待在家里。""一想到要去上班，我就反胃、想吐。"尽管这些想法和感受都是关于未来的，但它们会让我们在当下产生不愉快的躯体感受。

一旦想到未来，我们常常会将可能发生的事与已经发生的事进行比较。事实上，**我们之所以会对未来感到焦虑，多半是因为过去曾有糟糕的经历**。当我们将过去与现在进行比较，并思考未来的时候，焦虑感就会从脚下升起。恶性循环也会就此开始。

不过，感到焦虑并不总是一件坏事。[3]焦虑能让我们保持警惕，帮助我们尽力防范可能发生的危险。进化论支持者、医师伦道夫·内塞（Randolph Nesse）在文章《论消极感受的积极意义》（*What Good Is Feeling Bad?*）中指出，人类和一些动物进化出恐惧和焦虑的情绪，是为了驱使自己行动，哪怕这些行动仅仅是搬家、换朋友，或者是将手从炉火旁挪开。[4]这些感受在提醒我们，或者说，在请求我们采取行动。如果没有焦虑，人类大概无法存续至今。但是，任由焦虑占据生活，无论是对生活还是对你的大脑，都有害无益。

创伤引发的抑郁情绪

抑郁也是一种常见的创伤后反应。以安妮特为例,她是一位独居女性,但这并不符合她的主观期望。多年来,她一直与抑郁做斗争,然后接连经历了两次创伤性事件:先是住宅毁于火灾,接着又与同居的男友分手。她分享了自己的经历:

> 我总是有点儿悲伤,有点儿抑郁,但不太严重,直到史蒂文和我分手。我们的房子被烧毁的两个月后,史蒂文突然对我说:"我们不能再这样下去了。"起初我完全没有意识到他想表达什么。我至今仍然不敢相信他就这么抛下了我,尤其考虑到此前不久我们刚刚经历了一场灾难。

> 那场大火加上史蒂文的"背叛"(这是我唯一能想到的词)把我击垮了。我每天早晨逼自己去上班,去工作,回到家,除了哭泣和睡觉我什么都做不了。就这样过了大概 6 个月,我终于找了一位治疗师,并开始服用抗抑郁药物。药物和心理治疗起了一些作用。但我还是用了差不多两年时间,才从痛苦深渊中走出来一些。这样的体验我绝不想再有第二次了。

绝大多数人在一生中的某个时刻会出现抑郁的症状。多达 1/4 的女性和 1/7 的男性都曾经出现过抑郁"发作"。[5] 这种抑郁"发作"可能持续数月甚至数年。抑郁症患者常常对过去很喜欢的事丧失兴趣，我们称之为"快感缺失"（anhedonia），即生活中通常能让我们感到快乐的事已无法再令我们感到快乐，无论是食物、性、运动，还是看电影。有时，内疚、羞耻或无助感会导致绝望长期存在。但大多数情况下，抑郁症患者的主诉还是缺乏活力。作家安德鲁·所罗门（Andrew Solomon）在其著作《正午之魔》（*The Noonday Demon*）中指出："**抑郁的反面不是快乐，而是活力。**"[6] 研究表明，他的说法是有道理的。[7] 例如，抑郁症患者的步行速度和说话速度通常都更慢。他们很难集中注意力工作或阅读，基本上他们做任何事都很困难。

罹患抑郁症已经相当痛苦，在经历重大创伤后陷入抑郁更是毁灭性打击。一些人可能永远无法从中恢复，另一些人则在复原前后判若两人。我曾经与一位女士交流过此事。她在整个童年时期都处于抑郁状态。在母亲意外离世后，她的抑郁加重。她整天躺在床上，紧闭房门。孩子们无人照顾，只能依靠自己。她明知这样做不对，但无力改变。当她经过治疗终于改善情况之后，她很惊讶地发现，并非每个人都像她一样抑郁。她的抑郁持续了很长时间，甚至可以说就目前观察看来，她终生都会如此。所以她根本无法意识到其他人并不抑郁，更难以想象他们拥有快乐。

创伤后的精神反应解析

正如大多数人所知道的那样，生活中的应激性事件会导致焦虑、抑郁等感受，并让我们对已发生的事或本可以发生的事耿耿于怀。这些心理状态虽然令人不快，但不一定会妨碍我们过上"正常"的生活。而有时，创伤造成的压力过于极端，超出我们的承受范围，就会使正常的功能受损。

这样的极端反应之一便是精神病，即"脱离现实"。不同于坊间通常的理解，精神病并非一种诊断，而是一个广义的概念，它用来描述一种症状或一系列症状，这些症状可能构成诊断的一部分。例如，精神分裂症（schizophrenia）患者有时会体验到幻觉（hallucination），即知觉方面的改变，如幻听或感觉有东西爬满了身体。患者有时还会出现妄想（delusion），这意味着观念的扭曲，如认为有人要来抓他们，或者认为电视里的人在直接对他们说话。极端严重的创伤可能会诱发精神病。

我们以游离转换障碍（conversion disorder）为例。这是一种罕见的诊断，可以很好地说明大脑为了"避免思考创伤"可以做到什么程度。有一年夏天，我带儿子去柬埔寨旅行。那里分布着数以百计的万人坑，里面七零八落地埋着上百万人的遗骸。这些都是 20 世纪 70 年代大屠杀期间的遇难者。站在其中一个万人坑旁，我们仿佛能够看到从地下深处"涌"上来的白骨和衣物。

有的幸存者跑去找眼科医生，称自己完全丧失了视力。[8] 我们可以预料到这些幸存者会患有 PTSD、抑郁症和焦虑症。但为什么他们会丧失视力呢？按照今天的诊断标准，这些人的症状应该被归在"躯体症状及相关障碍"（somatic symptom and related disorders）

的谱系里。soma 这个词根就是"躯体的"。在这些病例中，身体以失明作为回应，试图将现实隔离开。这意味着那些大屠杀的亲历者再也无法忍受重温记忆带来的冲击。

逃避：心灵的自我保护机制

你可能听说过"多重人格障碍"这个概念。如今它的正式学名是"分离性身份识别障碍"（Dissociative Identity Disorder，DID）。DID 是一种非常严重的精神障碍，在影视作品中通常表现为人格难以预测的角色。在这方面最深入人心的形象大概是莎莉·菲尔德（Sally Field）在 1976 年的电影《心魔劫》（*Sybil*）中饰演的年轻女子，她在电影中不停地切换人格。

DID 患者实际上并不具备多个不同的人格，而是有不同的"分身"（alter），即在同一个身体和大脑中存在多个不同的身份表达。这些分身可以有不同的名字、行为模式，甚至是记忆。他们可能有的抽烟，有的不抽；有的是左撇子，另一些是右撇子；他们还可能有不同的性别。我曾经和一位心理治疗师交流，后者当时正在治疗一位拥有 12 个不同分身的 DID 患者，其中一个分身想要变性。话虽如此，这些"分身"的行为模式之间存在的差异实际上极为微妙。这表明案主的自我缺乏连贯性。

DID 既令人震惊也引人好奇。当我在课上讲到这部分的时候，学生们总是会提出大量问题——一个分身与另一个分身如何沟通？这些分身的记忆保存在何处？分身们在睡眠期间会做什么？对这些问题的回答通常是"我们目前还不知道"。就像躯体症状及相关障碍一样，DID 罕见。因此，关于 DID 的研究还非常少，现有的研究结果也都存在争议。[9] 我们目前只知道，大多数 DID 患者都经历过极为严重的创伤。

一位罹患 DID 的女性在童年时期曾被父亲严重虐待。父亲通常要求她在晚饭之后洗澡。当她赤身裸体地站在浴室里时，就会听到父亲上楼的脚步声。她对此非常厌恶，却又无能为力。因此只要听到父亲上楼的脚步声，她就会在心里"逃跑"，直到独自一人躺在床上、感到安全的时候才"返回"。在成年之后，她发展出了太多的分身，以致无法维系正常的生活功能。她需要帮助，也确实得到了帮助，但这些帮助是在她痛苦半生之后才降临的。

我们不难理解为何有人会想要借用另外一个身份来逃避现实，尤其是当一个人从小就经历创伤的时候。不过，逃离的过程是如何在大脑中发生的，这一点还很难解释。研究者检查了一些女性患者的大脑，她们都罹患 DID 或分离性失忆症（表现为严重的记忆丧失）。所有被试在童年时期都遭受过创伤。[10] 研究者测量了被试特定脑区的体积，特别是那些与应激、创伤相关的脑区。相比于同样遭受过创伤，但没有发展出不同分身的女性，被试的上述脑区受损程度较轻。研究者据此认为，"逃离自我，进入另外一个分身"的方式在某种程度上可以保护一个人的大脑免受损害。

这项研究的规模很小,并且所有被试还被诊断为某种形式的人格障碍,所以这项研究的结论尚未得到普遍认可。[11] 不过,这样的结果依然发人深省。我在这里谈到这项研究是为了强调大脑为了逃避创伤能够做到何等地步——没错,它甚至不惜把"我"变成"另外一个人"。

大多数人的共同经历

在本章,我介绍了个体在遭受创伤后可能出现的反应,这些反应甚至严重到脱离现实。但我要明确一点,即大多数人并不会出现本章提及的全部或部分反应,也不会被诊断为 PTSD。不过,这并不意味着我们不会在遭受创伤后持续受到影响,不意味着我们不会不断地反思过去,也不意味着我们不会日复一日地为某些过往而感到自责。

有了这些思维和记忆过程,我们过往的经历才得以保存——无论是好的体验,还是坏的体验。所以,我接下来会进一步深入讨论上述心理过程,以及探讨为何大脑会一再重复这些过程。如果我们能够理解为何日常创伤会改变大脑,就能正视大脑产生的思维和记忆——这是我的期待,也是我的打算。

1. 创伤会对人造成长期影响，创伤性事件可能会像沙砾进入贝壳一样，影响一个人的整个生活和成长。创伤后的生活可能会围绕着那次创伤性事件展开，影响个人的日常观念和行为。

2. PTSD 的诊断需要通过结构化访谈，依据《精神障碍诊断与统计手册》中的标准诊断。其症状包括侵入性思维、回避行为、认知和心境的改变等，且这些症状必须持续超过一个月，并导致功能损害，才能被诊断为 PTSD。

3. 焦虑是一种常见的创伤后反应，表现为恐惧感、过度警觉、惊跳反应、躯体症状等。抑郁也是一种常见创伤后反应，表现为兴趣丧失、精力不足、内疚、无助等。

4. 在极端情况下，创伤可能导致精神病，如幻觉、妄想等。

5. 分离性身份识别障碍（DID）是一种罕见的创伤后的特殊心理障碍，患者在同一个身体和大脑中存在多个不同的身份表达。

6. 许多人在创伤后会不断地反思过去发生的事，并为某些过往而感到自责，这是创伤后的正常反应。

7. 人类大脑的思维和记忆过程有助于保存个人的经历，无论是好的体验，还是坏的体验。

8. 了解创伤是如何改变大脑的，可以让我们正视大脑产生出的思维和记忆，帮助我们更好地应对创伤后的影响。

第 3 章

日常创伤的两种形态

> 那一次的创伤改变了我的一生。当时我以为那是我人生中最糟糕的时刻,后来发现它其实也没那么糟。那天之后,我彻底变成了另外一个人。我很感激自己经历了这一切,因为现在我更清楚地认识到世事无常,一切皆有可能。当然,我还是希望自己不必经历痛苦就能懂得这一切。
>
> ——玛姬,谈及飓风"桑迪"造成的情绪影响

到目前为止,我一直在用"日常创伤"这个词来描述两种现象:一是突然发生且在思维和记忆层面上挥之不去的应激性事件,二是日复一日出现的创伤体验。下面我会进一步区分这两种形式的日常创伤,以及大脑对这两种创伤做出的不同反应。**第一种日常创伤我称之为"快且吓人"的创伤**:大脑会对这类现象迅速做出回应,并引发人产生强烈的恐惧感。典型的例子包括亲人意外离世、大地震或突发的街头暴力。在这些情况下,由事件本身引发的恐惧会随着时间的推移快速消散。

我在第 1 章讲述了自己经历的创伤性事件。当时我正在睡觉，有人试图闯进我家。那天晚上我非常害怕，可一旦逃离现场，来到安全的地方，恐惧就迅速消失了。现在我偶尔还会想起那晚的情景，但绝大多数时候我都不会在意它。不过，一些人在经历了急性创伤后，有关事件的记忆会在他们大脑中挥之不去，当时的感受也会不断被激发出来，仿佛已经过去的创伤还在不断重现。以艾娃为例，她刚出生的宝宝曾经出现过一次呼吸中断。在那一刻，她整个人都被极强烈的焦虑包裹着：

> 我的大脑疯狂运转，无法厘清思路，但我必须做出一些生死攸关的决定。我的心跳得如此之快，以至于我感觉它快要累得停下来了。我像关在笼子里的野兽那样踱来踱去，感觉筋肉和内脏全都要从身体里喷出来。我只想一直走下去，直到把自己累死，这样就什么都不用想了。直到现在，每当听到心率监测仪的声音，或者想到当时的情景，我都会痛哭不已。

显然，对艾娃而言，这次体验在当时激起了恐惧和惊慌，并且在事后持续存在，成了她的日常创伤。

第二种形式的日常创伤会缓慢浮现且影响更为持久，我称之为"慢而磨人"的创伤。刚刚过去的新冠疫情就是一个很好的例子。2020 年的头几天，大多数人尚且过着"正常"的生活，带着正常的担忧和顾虑，努力完成日常目标，并规划着将来。接着，"啪"地一下，一切忽然陷入停滞。一些人被迫离开岗位，在家办公；另一些人则彻底失业。我们害怕自己或亲人患病，更害怕有人因此死亡。为了履行职责，医护工作者必须回岗照顾病人。我们开始对日常生活中的寻常事务感到恐惧，甚至买菜都要做好防护，更不用说还要应对由此产生的焦虑。去外地度假、出门看电影，甚至外出就餐都变得难以想象。

在此过程中，我们并不知道这一切何时才会结束，也许几个月，也许是好几年。我们不禁开始想象，或许"正常"的生活永远不会再回来了。我们就这样被困在这种新发生的、不可预料的现实中，它构成了我们的日常创伤体验。由于流行病长期存在，它被心理学界视为一种慢性应激源。同时，流行病本身也构成一种日常创伤。它日复一日地影响着我们，为我们带来创伤体验。

我区分"快且吓人"的创伤和"慢而磨人"的创伤，完全是基于个人的主观标准。我们的大多数创伤性经历同时包含这两种形式。不过仅凭直觉，我们也足以理解二者的差异，部分原因是它们在我们的体内以不同的方式完成"编码"。事实上，我们的确有两套生理结构，分别用于应对这两种不同形式的日常创伤。

慢性应激：日复一日的隐形伤痕

我要用一个具体的例子来解释"慢性应激"。在过去的几年间，数以千万计的人由于战争或饥荒等缘故，不得不背井离乡。这些人在途中饱受各种应激性事件和创伤性事件的影响，包括与家人离散、人身危险、歧视和疾病。他们的生活也总是充满不确定性。来自奥地利的丽卡达·梅维斯（Ricarda Mewes）和她的同事致力于研究与该人群有关的心理创伤。[1] 为此，他们测量了被试的皮质醇水平。皮质醇是人体内主要的压力激素，由位于肾脏上方的肾上腺分泌。当我们感受到应激时，大量皮质醇就会从肾上腺释放到血液中，被输送到身体的各个部位，包括大脑。

研究者需要研究被试在较长时间内的皮质醇水平变化，因此他们没有检测被试血液中的皮质醇水平，而是巧妙地检测了其头发内的皮质醇水平。头发的生长非常缓慢，每个月增长约1厘米。因此，一根头发上特定点的皮质醇水平能够勾勒出一个人在一段时间内应激水平的变化趋势。如果头发上靠近头皮部分的皮质醇水平较高，则说明此人在最近几个月内始终处于高应激水平。如果这部分的皮质醇水平较低，那么此人在最近可能并未承受太大的压力。发根部分的皮质醇水平可视为大脑内皮质醇水平的可靠指征。

研究者选定了三组被试：第一组是由中东（主要是伊朗和叙利亚）来到德国、正在寻求庇护的难民；第二组是已经获得德国永久居留权的中东移民；第三组是从未移民过的德国本土居民。难民组被试头发中皮质醇的水平非常高，几乎达到移民组被试的两倍。有趣的是，无论是否罹患PTSD，难民组各被试的皮质醇水平并无显著差异。此外，本土居民组被试的皮质醇水平介于另外两组被试之间。已经获得永久居留权的移民血液中皮质醇的水平显著降低，并通过头发中皮质醇的水平反映了出来。[2] 这些数据非常有趣，但只

第 3 章 日常创伤的两种形态

证明了一些我们在逻辑上能推导出的规律。逃往外国寻求庇护的过程会造成应激和创伤,而成功获得合法身份对身体(包括大脑)则是一种解脱。

肾上腺如何"知道"自己需要分泌皮质醇?这个信号来自下丘脑,它是大脑深处一个很小的结构。当糟糕的事情正在发生或者将要发生的时候,下丘脑会释放一些信号激素,其进入血液后,最终会促使肾上腺分泌皮质醇。皮质醇随后又经血液进入大脑,导致新的信号激素释放,新的信号激素会通知肾上腺停止分泌皮质醇。这是一个自我调节系统,原理很像恒温取暖器。你只要设定一个想要的温度,打开取暖器,暖炉就会释放热量;达到合适的温度后,暖炉就会自动关闭。我们的应激系统要对变化做出反应,也遵循相似的原理进行工作。通过这样的过程,它可以使大脑和身体处于恰当的应激水平,尤其是在意想不到的事情发生之时。

压力激素:塑造大脑的双刃剑

极端的应激性事件对人造成的影响往往会持续一生。即使是轻微的应激性事件也可能会在头脑中挥之不去。这些应激性事件会引起大脑的**器质性**改变。然而在过去很长的一段时间里,现代神经科学家对此知之甚少。20 世纪 60 年代,洛克菲勒大学的布鲁斯·麦克尤恩(Bruce McEwen)发现,皮质醇在进入大脑后会附着在一种受体上,从而留在大脑中。[3] 这种受体就像是门上的锁,具备一种仅可被皮质醇这把钥匙"打开"的分子结构。麦克尤恩发现这种受体存在于大脑的各个部分，包括海马。海马是大脑中对应激非常敏感的一个部分。它同时也负责产生新的记忆，包括那些与最严重的创伤性事件相关的记忆。

研究结果是喜人的，因为它表明，人在应激状态下释放的激素可能会改变大脑的结构。几十年后，两位富有进取心的科学家——凯瑟琳·伍利（Catherine Woolley）和伊丽莎白·古尔德（Elizabeth Gould）在麦克尤恩实验室工作期间，决定以一种新的手段检验这个假说。她们采用的方法是每天给大鼠定量注射较高水平的皮质酮（对大鼠而言相当于皮质醇）。通过这样的方法，她们希望模拟人类大脑日复一日暴露在高应激水平下的情况，正如试图寻求庇护的难民或在疫情期间面对恐惧、挣扎求生的人们那样。

她们在显微镜下观察了大鼠的大脑解剖结构，尤其是其神经元之间的连接——树突。如同其字面意义，树突从外观上看去就像是一棵树，朝各个方向发出大量分支。研究者发现，暴露在压力激素之下的神经元，其"树枝"的数量明显减少，一部分神经元的树突甚至发生了萎缩。[4] 这项研究和其他类似的研究向我们具体展现了应激是如何改变大脑结构的。此外，这些研究结果还表明，长期处于高水平的应激之下，大脑结构会受到损伤，其功能也可能会受到破坏。

话说回来，并非所有的应激都对大脑有害，压力激素的存在也不见得一定是坏事，尤其是在压力激素水平以短期波峰形式出现的

第 3 章　日常创伤的两种形态

情况下。以我们曾经开展的一项研究为例。给雄性大鼠单次注射大剂量的皮质酮之后，其学习能力显著提升。[5] 同理，当雄鼠暴露于一个短期应激性事件，并引起相似的激素释放模式的时候，它们也会学得更快。更重要的是，这样的变化模式取决于肾上腺释放激素的活动。也就是说，如果我们摘除大鼠的肾上腺，它们就无法获得学习能力的提升。这种学习能力的提升伴随大脑解剖结构的变化，并且这种变化又一次发生在海马内部。

如前所述，神经元通过树突彼此连接。树突上有一些被称为"棘"的微小凸起，它们从"树枝"上伸出，将一个神经元与另一个连接起来。我们清点了棘的数量（这可不简单）后发现，在经历单次的应激性事件后，那些学习能力提升的雄鼠的树突上出现了更多的棘。其大脑仿佛事先做好了学习的准备，然后完成了学习。[6]

压力激素可以影响大鼠，那么它会以相似的方式作用于人类的大脑吗？或许还有一个更重要的问题：压力激素能否在日常生活中影响我们思考和记忆的方式呢？在一项研究中，科学家检测了超过2 000名被试血液中皮质醇的水平。这些被试随后被要求完成一系列认知能力测试。在测试中，被试需要先阅读一个故事，然后尽可能多地复述细节；或者被试需要观看被裁成碎片的物体图片，并从中辨认完整的物体。[7]

总体而言，血液中皮质醇水平最高的那些被试记住的故事细节较少，他们在一些其他认知能力测试中的表现也较差。科学家显然无法在显微镜下观察人类神经元之间的连接，除非是观察死者的大脑解剖样本，因此他们采用了磁共振成像（MRI）技术。借助MRI，科学家就可以看到活体脑的内部，并估算其体积。血液中皮质醇水平较高的被试的许多脑区体积显著变小，特别是灰质的体积缩小，这表明神经元的数量减少了。不过有趣的是，这种现象只见于女性被试。

在另一项研究中，科学家试图分析皮质醇对记忆的影响。他们检测了被试唾液中皮质醇的水平。在该研究中，被试要先阅读一个故事，然后暴露于一个急性应激源当中，即将一只手浸入冰水。一周后，研究者要求被试回忆故事的细节。该研究的结果与前一项研究有所不同。这一次，在应激性事件过程中分泌较多皮质醇的被试——至少是男性被试，表现出了更好的记忆力。而女性被试的皮质醇水平与记忆效果没有显著相关性。[8]

上述研究似乎有些矛盾：皮质醇在一种情况下损害了记忆力，在另一种情况下却增强了记忆力，更不用提其中出现的性别差异了。但我们必须注意到，皮质醇水平和记忆表现是在不同的时间和情境下测定的。在第一项研究中，被试的皮质醇水平是在实验开始前的当天早晨测定的，这反映了一种基线水平。第一项研究中也不存在明确的应激性事件。在第二项研究中，手浸泡在冰水中（一个急性应激性事件）导致皮质醇在短时间内分泌，用以应对短暂且强烈的痛苦。因此，我们不能在某个时间点测量人们的激素水平，然后笼统地得出一个结论，即一个压力事件将会以一种特定的方式影响人们的学习和记忆能力或其感受。[9]

这些研究数据和其他数以千计有关应激和大脑的研究只能让我们得出以下结论：**压力激素的水平时刻都在变化，并影响我们思考、学习和记忆的方式；这些影响的具体作用取决于压力激素释放的时间节点和释放量。**压力激素水平的变化对日常生活的具体影响，取决于个人因素，如年龄、心理性别、生理性别、生活经验，甚至是复原力水平。

创伤也会跨代传递：无形的纽带

在某些情况下，创伤的持续影响时间可能会超过个体的寿命，甚至持续多代。雌鼠在照料幼鼠时会将后者堆在一起，然后蹲在上方。幼鼠在雌鼠身下紧紧咬住其乳头，以获取乳汁和温暖，并免于被捕食者吃掉。只有这样，幼鼠才能顺利长大，直至具备独立生存能力。

20世纪60年代，斯坦福大学的神经科学家西摩·莱文（Seymour Levine）观察到，在雌鼠的照料下，幼鼠会自行习得对应激的反应。换句话说，它们的肾上腺"习得"了分泌皮质酮。皮质酮会进入血液，然后进入大脑。大脑受到皮质酮的影响，"习得"如何向肾上腺发送信号，使其停止分泌皮质酮。这个机制一旦发育完全，就能帮助成年个体对应激性事件做出合适的反应。然而，莱文注意到，幼鼠如果没有得到雌鼠的爱抚和照料，就无法正常发展出上述反应机制。

在他的研究中，每天仅与雌鼠分离几个小时，就足以让幼鼠在受到环境刺激时分泌更大量的压力激素。作为对比，从未与雌鼠分离、得到充分的照料的幼鼠，以及那些得到妥善人工照料（充分模拟雌鼠的照料行为）的幼鼠，都不会分泌过高水平的压力激素。[10]总体而言，导致个体对应激产生不同反应的原因是母亲的行为，而非母体的基因遗传。无论雌鼠是幼鼠的亲生母亲还是"养母"，只要能够正常照料后代，这些后代都能更好地做出自我调节的反应。

代际传递或者父母的经验传递给后代的过程，通常被称作"表观遗传"（epigenetic），即它们发生于 DNA 之外。事实上，许多表观遗传是通过改变 RNA 的表达产生的。RNA 影响蛋白质的合成，蛋白质是人体结构（包括神经系统）的基本组成部分。[11]表观遗传过程甚至可能开始于出生前。

在一项研究中，研究者分析了两组被试从胎儿期直到成年的数据。两组被试都是中年人：其中一组曾在母体子宫内经历应激性事件，另一组则没有。研究者利用功能性磁共振（fMRI）评估了两组被试的大脑活动。"功能性"意味着研究者可以实时测量神经元用于处理信息的血流量，从而评估大脑对特定刺激的实时反应模式。在胎儿期经历过高应激性事件的女性被试的大脑活跃程度更高，其中海马最为活跃。

如前所述，海马对应激和压力激素都非常敏感。无论男女，低应激水平都与下丘脑的高度活跃有关，下丘脑也是与应激反应有关的脑区。这些研究结果表明，当我们还在母体子宫内的时候，大脑结构已经开始因受到应激性事件的影响而改变，并且这种改变存在性别差异。[12]

诸如此类的代际研究很难在现实中开展，已经开展的研究也以回溯为主。研究者无法像开展一般实验室研究那样预先操控自变量，只能依赖书面资料或其他类型的记录。不过，研究者还是取得了一些引人注目的发现，并且这些发现汇聚在一起后还是具有相当的说服力的。

此类研究中最负盛名的一个是关于"爱尔兰马铃薯大饥荒"的研究。这场大饥荒发生于19世纪，导致约100万爱尔兰人死亡，有数百万人为了免于饿死被迫移居国外。回溯性分析表明，饥荒发生时仍在母体内发育的个体，在成年后更有可能因罹患精神疾病而被收治入院。[13] 显然，母体对心理和营养因素导致的应激做出了反应，这些反应以某种方式传递给了胎儿，并在其体内表现为整体心理健康水平的终生改变。神经科学家蕾切尔·耶胡达（Rachel Yehuda）及其同事在近期的一项研究中也提到，在"9·11"事件发生时居住在纽约市的孕妇的子女出现应激相关症状的概率显著提高。[14]

如你所见，应激和创伤的经历不仅会改变我们的想法和感受，而且会影响我们周围人的健康和幸福，甚至波及我们的子孙后代。[15] 但基因遗传和表观遗传不仅关联创伤，而且能够传递幸福，传承积极的思想和情感。虽然我在工作中经常关注"糟糕"的一面，但来自父母和祖先的表观遗传同样给我的生活带来希望，带来"美好"的一面。

EVERYDAY TRAUMA　提高你的创伤免疫力

急性应激：突如其来的恐惧与挑战

现在，让我们来看一看日常创伤的另一种形式，即在短时间内发生、会迅速引发恐惧的创伤。这也是大多数人一提到"创伤"这个词，最先会想到的创伤。人类还存在一套快速反应机制，这套机制被设计出来的目的是让我们能在一瞬间迅速行动。这套机制同时还会让大脑快速记住当时发生的事情。

许多人在 2012 年都受到了飓风"桑迪"的影响。这是美国东海岸有史以来发生的最骇人的风灾之一。家住海岸的玛姬当时也收到了有关这场飓风的警告。她知道事态可能会很严重，但实际情况远超她的预期。飓风来袭后，她开始意识到事态的严重性。以下是她的回忆：

> 我的身体彻底陷入了战斗－逃跑反应（fight-or-flight）。我的行为完全源自本能和肾上腺素的驱使。关于那天晚上停电之后的事情，我的记忆很模糊，我只记得我们拼命地往外舀水。我还清楚地记得自己"认输"的那一刻，这也算是我的本能反应吧。那是一种压抑的、令人作呕的无助，以及对发生在周围的未知危险和破坏的恐惧。我感到自己心跳加速，当时我喉咙哽咽，强忍着泪水。我也记得当时自己几近麻木，仿佛变成了机器人。现在回想起来，我觉得自己的麻木是源于当时巨大的压力、恐惧，以及震惊。

第 3 章 日常创伤的两种形态

玛姬描述了她在同一时刻体验到的许多感受：恐惧、僵住、吓呆、几乎要哭出来、麻木，甚至几乎陷入休克。她整个人都陷入其中。因此，我们在思考恐惧这种感受时，必须将整个神经系统考虑在内，而不能仅关注大脑。大脑通过一套特殊的神经系统与身体的其他部位和器官相连。这些神经就像一条条很长的电线，每时每刻都有信号往返穿梭其中。这套系统就是我们的自主神经系统（autonomic nervous system, ANS）。

顾名思义，ANS 在一定程度上是独立于主观意志、自主运作的。ANS 控制我们的呼吸，维持我们的心跳，并促使我们入睡。我们的身体绝对需要一套这样自主运作的系统。如果我们必须"牢记"自己需要呼吸、睡眠和进食，就活不长久，更不可能保留足够的意识去做一些其他重要的事情。

ANS 包含两个子系统，一个是交感神经系统，它掌控我们的战斗-逃跑反应，即在我们需要逃跑或留下来战斗时，交感神经系统就会启动；另一个是副交感神经系统，它负责让我们回归常态或基线水平——我们称之为"休息和放松反应"（rest-and-relax）。

想象一下，在一个漆黑的夜晚，你走在回家的路上，经过一条昏暗的小巷。你忽然察觉到有个人跟在你身后，正在向你靠近，你开始感到惊慌。这时你需要快速思考并做出决策：是停下来应战，还是迅速逃命？你的大脑会立即向肾上腺发出信号。除了分泌皮质醇，肾上腺还会分泌肾上腺素，这种激素能够提高心率。

正常情况下我们的身体不需要大量的肾上腺素，只要一点儿肾上腺素就足以让我们保持神志清醒、思维清晰、行为明智。在我们兴奋起来后，身体分泌的肾上腺素就会增多。在需要逃跑时，肾上腺素水平会变得更高。如果我们感到恐惧，肾上腺素水平还会升高。大量的肾上腺素会让心跳加快，从而为身体的其他部分，尤其是大脑，提供更多能量。

不同于皮质醇，肾上腺素不会进入大脑，只会帮助大脑获得更多用于供能的葡萄糖。[16]肾上腺素还能激活一些经脊髓的神经通路如迷走神经，从而向大脑发出信号。这些信号会影响我们的决策，也会影响我们对当下事件的记忆。

再次想象，你独自走在一条昏暗的小巷里，有人从你身后快速靠近。你的心跳开始加速，大脑开始思考接下来该怎么办。这时你突然听到有人喊你的名字，声音听起来很熟悉。你回头望去，发现原来是你的邻居。你顿时松了一口气，心跳减慢，身体也放松下来。呼，危险警报解除！

此时你的身体里发生了什么？你的副交感神经系统开始接手。它通过另外一种神经递质——乙酰胆碱，以及迷走神经介导，向大脑发送一些信号。大脑继而向身体发布指令，在确认危险已经过去后，让一切都平息下来。在此之后，你甚至还会产生吃零食或放松睡觉的冲动。

大脑与身体的共鸣：创伤的躯体感受

ANS 几乎参与了我们的一切行为，从呼吸到性，再到创伤后的生存。[17]当我们吸气时，交感神经系统兴奋；当我们呼气时，副交感神经系统兴奋。在我们产生性欲时，副交感神经系统被激活；随着性高潮的临近，交感神经系统逐渐占据主导。为了维系生存、健康，也为了明智处事，我们需要这对"左膀右臂"的良好协作。

此外，二者还必须与前述的利用皮质醇改变大脑结构的慢性应激系统整合在一起。一位名叫亚历克斯的年轻人讲述了他生命中的一次创伤性事件，这个例子很好地说明了上述各系统在他生存和恢复过程中的协作：

> 我第一次出车祸时，并没有马上意识到自己出了车祸。直到一切趋于平静，我才反应过来。我记得当时开车的是我最好的朋友，我们正穿过镇上的一个十字路口。我们曾无数次途经这个路口，对此早就习以为常。就在这时，我抬起头来，注意到眼前的一切似乎都变成了慢动作——我看到一辆红色的大型SUV朝着我这一侧的车门"移"过来，它的速度仿佛特别慢，并且离我明明还有一段距离。但下一刻，我们的车就已经"漂"到了十几米开外，整个车头都不翼而飞。

亚历克斯回忆道，事故发生后，他很快就平静下来：

我觉得我应该哭，但当时我就是无比平静。我平常很容易感到有压力，所以这种平静的感受让我觉得很奇特。我的身体里充满了能量，但并不是兴奋时那种雀跃的能量。这就像是"如果你需要帮忙，我已经做好了准备"。然后，急救人员来了。他们担心我在事故中受了内伤，于是把我抬上担架，送上了救护车。我感觉还好，只是有点儿沉浸于自己的思绪中。直到进了医院，看到我妈在哭，我才意识到自己经历了一件很可怕的事。

我们来回顾一下，当亚历克斯产生这些想法和感受的时候，他的身体内部都发生了什么。

在数百毫秒之内，他大脑的视觉皮层"看"到了一辆车向自己驶来，又在数百毫秒内预测到那辆车会撞上他们的车。这个信号迅速传递到下丘脑，后者做出反应，激活肾上腺。肾上腺爆发性地释放出肾上腺素，这导致他的心跳加快，向肌肉和大脑输送更多的氧分。在这种状态下，肌肉能令他快速做出反应，无论是逃命还是帮助朋友。他的大脑也需要足够的氧分，以便迅速做出决策。当他意识到自己身处医院，和母亲在一起，并且已经幸存下来之后，他的心跳终于减缓，整个人放松了下来。

与此同时，在整个事故过程中，皮质醇逐步被释放并进入血液，到达他的全身。这有助于控制炎症，帮助身体从伤害中恢复。皮质醇还会进入他的大脑，改变其大脑的生理结构，以巩固与事故相关的记忆，使之伴随他的余生。亚历克斯确实能清楚地回忆起事故过程的绝大部分细节。他可能不会经常想到此事,但这些记忆就在那儿,潜伏在他的"后台",一旦类似的事件发生,这些记忆就可以被再次调用。

我们在长大的过程中,总会面临这样或那样的危险。有些危险来得快去得快,会激起我们的恐惧;有些危险持续时间长,会造成持续性应激。后者对我们造成的影响一点儿不比前者少。

当这些危险发生时,我们必须做好准备,从事件的过程和细节中获取经验。要做到这一点,我们就需要大脑在身体中同时激活这两套反应系统:**急性应激系统能让我们产生恐惧,并在当下采取行动;慢性应激系统能帮助我们恢复,并在事后吸取教训。这两套系统必须密切合作,并且必须由我们的大脑全程主导。**

EVERYDAY TRAUMA　提高你的创伤免疫力

更好地了解创伤　EVERYDAY TRAUMA

1. 日常创伤有两种，一种是快且吓人的创伤，这类创伤是突然发生的，会引发强烈的恐惧感，如亲人意外离世、大地震或突然发生的街头暴力。

2. 另一种是慢而磨人的创伤，这类创伤是缓慢浮现且影响更为持久的，如新冠疫情，日复一日地影响着人们，带来持续的创伤体验。

3. 慢性应激生理机制的调控主要在下丘脑，当糟糕的事情正在或将要发生时，下丘脑会释放信号激素，促使肾上腺释放皮质醇，使我们的大脑和身体处于恰当的应激水平，便于对变化做出及时反应。

4. 压力激素会引起大脑的器质性改变，长期的应激性事件可能导致大脑结构的改变，如海马的神经元连接减少，从而影响记忆和学习能力。

5. 但有时短期的应激会产生积极影响，短期的应激性事件可能提升学习能力，这也与大脑结构的变化有关。

6. 创伤会通过表观遗传的方式隔代传递，母亲的行为和应激反应可以通过表观遗传的方式传递给后代，影响后代对应激的反应。

7. 自主神经系统包括交感神经系统和副交感神经系统，分别负责战斗－逃跑反应与休息和放松反应。

8. 肾上腺素在应激状态下被释放，提高心率，为身体提供能量，帮助大脑做出决策和记忆事件。

EVERYDAY TRAUMA

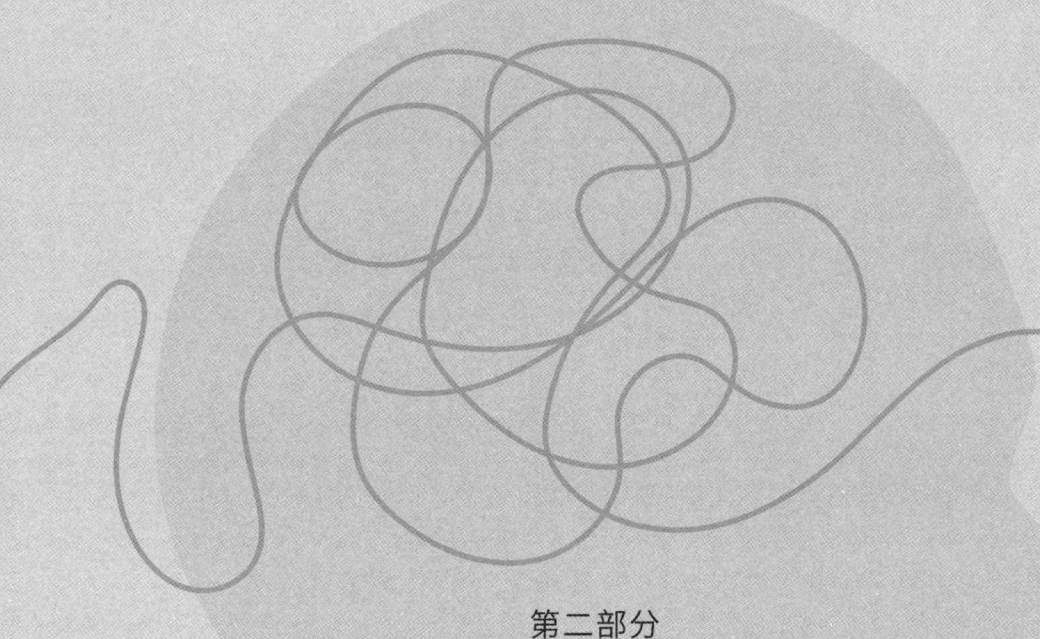

第二部分

从思维到记忆，再到情感的旅程

第 4 章

反刍思维：困在大脑中的循环

> 那算创伤吗？我想也许是的，虽然我在当时还没有意识到。自那件事之后，我的人生再也没恢复到常态。
>
> ——梅兰妮

我 20 多岁时结识了一位名叫梅兰妮的女性。她和我年龄相仿。有一天，我们在我的房间里闲聊，分享各自的生活经历。梅兰妮向我讲述了她早年遭受过的性虐待。她提到一个叫布拉德利的男人，此人是她父亲的一位好友。在她 11 岁的时候，35 岁的布拉德利用甜言蜜语哄了她几个月，最后引诱她与之发生了性关系。梅兰妮说：

> 布拉德利一直在引诱我。他给我买礼物，夸我漂亮。然后他慢慢地开始触碰我的身体，动作越来越亲密。直到最后，我们发生了性关系。我以为那是一种真实的关系——尽管我没法对任何人提及。我会待在家里，等着他来找我。我的同龄人，那些正常的女孩，则在外面做着正

常女孩应该一起做的事。这种奇怪的状况持续了好多年，我看待世界的方式也彻底变了。

尽管我从未请她确认，但在我看来，这样的经历一定会在她的头脑中反复重现。这些与创伤相关的观念在临床上被称作"创伤后认知"（post-traumatic cognitions）。它们往往围绕一件特定的事情展开，并且在头脑中不断重复。"这件事永远地改变了我的生活，我再也不是曾经的自己了。""我一直在想这样的事可能会再次发生。""之所以会发生这样的事，或许是因为我做了些什么。"诸如此类的观念可以通过一项名为"创伤后认知量表"（Post-traumatic Cognitions Inventory，PTCI）的测评得到评估。该量表能够测量一个人对创伤性事件的思考频率。[1]

PTSD 患者通常会有很多产生于创伤后的观念，其数量如此庞大，以至严重影响患者大脑的日常功能。不过，非 PTSD 患者也会产生类似的观念。这是对创伤的一种"正常"反应。在此过程中，大脑得到激活，开始思考那些过去发生的负性事件，以便我们能吸取教训，在将来避开类似的场景、事件或人。在本书的第 2 章，我曾提到我的团队进行的一项关于经历过性创伤女性被试的研究。尽管大多数被试没有被诊断为 PTSD，但几乎所有人都报告她们产生了与创伤有关的观念。这些观念虽然令人不安，但不一定会影响日常生活。哪怕它们去了又来，大多数人还是可以照常早起、出门上班或上学，照顾好家人或者自己。但是，这些观念的存在表明，创伤并没有被遗忘，它仍在对我们产生消极影响。

第 4 章　反刍思维：困在大脑中的循环

对过往经历的反刍与回味

随着时间的推移，大多数经历过创伤的人所持有的此类观念会逐渐减少，尤其是那些与特定创伤性事件直接关联的观念。它们可能会或明或暗地产生转变。个体的某些观念可能会更指向自身内部，以及更反复不断。有时，我们甚至意识不到这些观念与最初的创伤有关。

仍以我的朋友梅兰妮为例。她可能会开始反思自己的生活，思考自己为何总是把事情搞砸；或者她可能会倾向于认为自己是个无可救药的"坏人"。如果这些想法在大脑中一再出现，就可被称为"反刍思维"（rumination）。它意味着这些想法仿佛被"循环播放"，会不断地、反复地出现。"反刍"这个词的英文来自拉丁文，本意是"咀嚼"，用来指代牛的摄食行为。它们反复咀嚼已经吃下去的草，直到这些草已经毫无营养——它们仍在尝试将其中的养分压榨殆尽。反刍思维也是如此。那些观念已经失去了价值，未必有利于实际问题的解决，但就是在大脑中一再重复、挥之不去。

很多人往往将反刍思维和忧虑混为一谈，但二者其实大相径庭。**忧虑是有意图的，而反刍思维通常没有。** 反刍思维是自传性质的、指向自身的。忧虑虽然往往也是自传性质的，但通常指向特定问题或具体情境，其目的是找到某种解决方案。

作为对比，反刍思维主要聚焦于个体自身的痛苦，不涉及事实细节或导致痛苦的原因。例如，一个人可能会默默地回想自己生活中所有不顺心的事，但并没有真的想要改变什么。有趣的是，如果你询问他人为何反刍，他们的回答往往是"为了弄清楚一些事情"，即他们认为自己在尝试解决问题。因此，反刍思维尽管看起来对主体是有用的，但通常并不会引起积极的启发或改变。反刍思维会将我们的注意力局限于自身，从而削弱了我们关注当下的能力。

这里要明确一点：即使没有经历创伤，我们也可能会产生反刍思维。我在年轻时就经常这样。每天晚上，我会躺在床上，反复回想生活中发生的事，甚至做些简短的笔记。夜复一夜，我会以笔记为线索，不断回顾那些想法。如果你问我这是为什么，我会告诉你，我在试图"弄清楚发生了什么，并且搞明白为什么会这样"，即我在试图构建出一个连贯的叙事。如今回想起来，我觉得自己那时甚至乐在其中，就好像在与自己玩侦探游戏。

虽然我很享受那些思考过程，但它们对我毫无益处。相反，我因此变得心烦意乱。时至今日，我还是常常陷入反刍思维，真是积习难改！像我一样的人还有很多，每个人都可能会这样"胡思乱想"。临床心理学家爱德华·塞尔比（Edward Selby）认为，反刍思维就好像一群足球运动员在比赛，却没有事先做出任何计划。[2] 正因如此，我们需要减少自己陷入反刍思维的时间。要想做到这一点，我们首先必须弄明白自己什么时候更容易陷入反刍思维，以及为什么会这样。

人类的反刍思维由来已久。直到近些年来，心理学家苏珊·诺伦-霍克西玛（Susan Nolen-Hoeksema）博士才开始在心理健康领域对反刍思维展开研究，并引起了学界的关注。她在50岁出头时英年早逝，留下了研究反刍思维的显赫成就，其中包括"反刍思维量表"（Ruminative Response Scale，RRS）。[3] 这个量表可以用于探索个体反刍思维的具体内容和频率。RRS有许多不同版本，其内容大致是这样的：

- 我常常分析最近自己说过的话或做过的事；
- 我常常想"集中注意力是多么困难"；
- 我常常想我为什么总是这样；
- 我常常想我是多么孤独。

被试根据每一条目对自己进行评分，每一条目的分值为1～4分：1分表示"几乎从不"，4分表示"几乎总是"。得分越高，表明反刍思维的倾向越显著。

多年以来，我的研究团队一直在使用这个量表。总体而言，我们的发现与其他研究者相似：当人们产生应激、出现抑郁、经历创伤时，他们会更容易陷入反刍思维，且女性相比于男性有更明显的反刍思维倾向。[4] 这些发现甚至有助于解释女性为何更容易出现与应激相关的诊断，如PTSD和抑郁症（更多关于此的讨论请参见第6章）。不过至少还有一个好消息：随着年龄的增长，人们陷入反刍思维的频率会逐渐下降。[5]

反刍思维的意义与心理功能

如果反刍思维真的如此糟糕,那么我们为什么还会这么做呢?来自夏威夷大学的著名心理学家卡罗琳·布兰查德(Caroline Blanchard)认为,反刍思维在特定的情况下有其作用。[6]她指出,反刍思维可以帮助我们进行所谓"风险评估"(risk assessment)。

我们在生活中的每时每刻都需要评估风险:这种情况是否危险?我现在是否安全?我在这里会碰到或看到谁?接下来会发生什么?如果遭遇不测,我能否安全逃脱?……我们在生活中总是会遇到各种各样模糊的情况。例如,你在睡梦中突然听到有人在砸你家的门——这不是模糊的情况,你必须立刻做出反应。你需要行动起来,而且要马上行动,哪怕你的行动可能只是"吓得愣在原地"。

再想象一下,你半夜从梦中惊醒,听到外面有一些奇怪的声音——这就是一种模糊的情况。这种情况需要担心吗?或者那只不过是一只流浪猫从你的窗台上走过?又或者这其实是邻居在开派对的动静?

生活中的大多数事件都伴随一定程度的风险,哪怕只是一些让人尴尬的误会。我们总是对这些风险保持警觉,并且大脑通常也做好了应对的准备。但大脑确实需要时间来思考"我该怎么办"。它可能还需要一些时间,从记忆中寻找一些参照,以便我们更好地做出决策。

第 4 章 反刍思维：困在大脑中的循环

布兰查德博士认为，风险评估总是需要时间的。如果从这个意义上来理解反刍思维，我们就不难看出其巨大的价值：**反刍思维被进化出来，或许是为了帮助我们迅速评估风险，并立即作出决定。**也就是说，反刍思维有可能会救我们一命，因此具有积极的意义。但正如许多对我们同样有益的事物那样，反刍思维也要适可而止。

自我反刍：内心的对话

反刍思维并不总是关于过去的。但因为它是重复的，所以总会涉及对记忆的调取。我喜欢将反刍思维视为一种伴有特定心境的回忆。一些心理学家将反刍思维分为三种类型：抑郁性反刍思维、沉浸性反刍思维，以及反思性反刍思维。

第一种反刍思维，即抑郁性反刍思维，是指一个人总是思考自己是多么悲伤、多么孤独。迄今为止，大多数有关反刍思维的研究都在关注抑郁症患者或出现抑郁症状的个体，这是因为反刍思维在这些人当中普遍存在。实际上，抑郁性反刍思维与抑郁症的症状很难区分：为什么我如此孤独？为什么我如此悲伤？为什么我难以集中注意力？然而，抑郁症的症状通常表现为躯体感受，而反刍思维则是一种思维。当然，正如我们的其他感受和思想相互关联，抑郁的感受和反刍思维也是密切关联的。通常，抑郁的个体确实更容易思考前面的问题，这些想法反过来会加重抑郁。我们在一项研究中发现，抑郁症的症状与抑郁性反刍思维的相关系数为 0.7。[7] 如果两个变量的相关系数为 1.0，它们在本质上就没有差异了。因此，相关系数 0.7 代表二者具有相当高水平的相关性。

第二种反刍思维，即沉浸性反刍思维，比抑郁性反刍思维更聚焦于个体自身。这种反刍思维往往包含责备，并且通常是自责。例如，我为什么一而再，再而三地犯下同样的错误？为什么我的事总是如此不顺利？为什么我就是没办法过好自己的生活？为什么我的伴侣不能设身处地理解我？这些沉浸性的思考总是被动的。主体并没有真的打算改变现状或解决问题。沉浸性反刍思维尤其常见于那些自认无力掌控生活的人。

第三种反刍思维，即反思性反刍思维，指向我们的过去：当时发生了什么事？是什么让我感觉如此糟糕？我可以针对过去做些什么，从而让事情的发展更好？我希望自己能想明白事情的"底层逻辑"。这类思考需要高度的专注。有时我们会刻意陷入这样的反刍思维，就像我年轻时那样。相比于抑郁性反刍思维和沉浸性反刍思维，反思性反刍思维更具批判性，甚至更具适应性。我们认为，反思性反刍思维中存在意图，类似所谓"深思熟虑"。事实上，一些研究者认为，反思性反刍思维不应该和抑郁性反刍思维或沉浸性反刍思维混为一谈，因为它与另外两者在内容上存在显著差异。[8] 但无论其内容如何，反思性反刍思维都会分散我们对当下的注意力，并且可能对解决过去或将来的问题没有帮助。[9]

反刍思维如何扰动我们的生活和大脑？

第 4 章 反刍思维：困在大脑中的循环

从表面上看，反刍思维似乎并没那么糟糕，特别是当你仅仅用它来评估风险或者弄清楚过去发生的事的时候。但我们无法一边陷入反刍思维，一边做其他的事，反刍思维令我们无暇关注当下正在发生的事。在一项研究中，研究者安排频繁陷入反刍思维的患抑郁症被试面对电脑屏幕，观看屏幕上出现的各种单词，并对一个闪烁信号尽快做出反应。[10] 当屏幕上出现的单词为中性或具有积极含义时，抑郁症组被试与对照组被试的反应速度持平。然而，当抑郁症组被试看到"无能""无用""有缺陷"等消极单词时，他们的注意力就会被这些单词吸引，并偏向负面信息。那些陷入反刍思维最频繁的被试，在这方面的倾向尤其明显。

在另外一项研究中，研究者要求被试完成一个高难度的任务：反复记忆一个很长的词表。[11] 接下来，被试需要阅读一些包含负面情绪内容的短故事。故事中的负面信息一旦出现，患抑郁症被试记忆词汇的能力就降低了。那些陷入反刍思维最频繁的被试同样受到了最强烈的干扰。这个结果再次证明，反刍思维会干扰我们在当下运用大脑进行工作的能力。这类实验室研究都包含人为控制的环境变量，未必能反映我们在日常生活中的表现。但如果我们自己就属于那类容易频繁陷入反刍思维的人呢？可想而知，我们在现实中可能会遇到多大的麻烦。

那么大脑又如何？当我们陷入反刍思维的时候，我们的大脑会变成什么样？反刍思维如何干扰大脑的专注能力？我与罗格斯大学的同行布兰登·奥尔德曼（Brandon Alderman）做过一项研究。我们请那些经常陷入反刍思维的被试集中注意力，并在他们集中注意力时测量他们的大脑活动。[12] 被试需要将注意力集中于电脑屏幕上的一个箭头,并正确地选择箭头的方向(上、下、左、右)。这是一个很简单的任务。但我们在目标箭头周围添加了一些指向不同方向的干扰箭头,以增加被试集中注意力的难度。这种方式经常被用于评估"认知控制"(cognitive control)。

接着,我们观察了被试在执行任务过程中的大脑活动。正常情况下,大脑会"看"到目标箭头,随即引发神经元齐射。由于许多神经元在同一时刻做出反应,我们称这种大脑活动为"同步的"。这是一种理想的工作模式,有助于信息在不同脑区之间进行传输。然而,那些陷入反刍思维频率最高的被试表现出较低的同步活动水平,即在同一时刻对目标做出反应、发生齐射的神经元数量较少。

我们尚不能对这些结果给出非常详尽的解释,但其至少说明了两个问题。**首先,深陷反刍思维的大脑无法像正常大脑一样做出"应有"的反应。其次,大脑未能以应有的效率接收外界的信息。**这看起来似乎没什么大不了,但如果你因此错过了那些本该留意的、至关重要的人和事,就有可能铸成大错。我听说过一个惨痛的案例。当几个孩子在波涛汹涌的海中游泳的时候,一位家长坐在沙滩上陷入了反刍思维。我们还可以假设一个情境:一位员工因为陷入反刍思维,无法专心工作,向整个公司群发了一封有"实锤"的问题邮件。每个人都会时不时陷入反刍思维,可一旦深陷其中不能自拔,麻烦就会随之而来。与之相反,我们需要让自己的大脑时刻关注周围正在发生的事。

第 4 章　反刍思维：困在大脑中的循环

反刍思维：心理健康的晴雨表

应激和创伤的症状常常会在同一个人身上出现，即当一个人出现了某种症状，如抑郁时，这个人很有可能会同时出现一些其他症状，比如焦虑，或者频繁陷入反刍思维。如果一个人经常回想起过去的创伤，就很有可能在日常生活中处于高应激水平。反之，如果一个人并未出现某种症状，就不太可能有其他"共病"的症状。如果一个人没有受到高应激水平的影响，那么回想过往创伤或陷入抑郁的可能性也会降低。

例如，我的研究团队一直在追踪一群感染了人类免疫缺陷病毒（HIV）的女性。她们中的许多人是在出生时或儿童期就被感染的。其中一位女性在出生时被母亲传染了 HIV，不久后母亲就去世了。她从一个寄养家庭转到另一个。有些寄养家庭担心被病毒传染，于是她不得不待在自己的卧室里，用塑料餐具吃饭。时隔多年，这些遭遇仍让她记忆犹新。伴随这些记忆而来的，是对过往的悲伤以及对未来的焦虑。另一位女性在生命中遭受过数不胜数的创伤，以致无法尽数回忆。但她能切实感受到这些创伤造成的影响——高应激水平、强烈的抑郁和焦虑，以及对未来的担忧。即使遭受了这么多的创伤，许多女性受访者仍然表现出足够的坚强和复原力。还有一些女性的挣扎和痛苦则更严重，她们称自己很难停止对过往的思考，也很难放下这一路走来的悲惨境遇。

正如第 1 章所述，人与人之间的不同，即个体差异，是非常重要的。个体差异提醒我们,生活中的应激性事件产生的创伤性影响因人而异。个体对特定事件的反应也是独一无二的。个体差异同样体现在反刍思维上。在我们的研究中,一些女性被试表示自己经常陷入反刍思维,另一些人则没有那么频繁。**越频繁陷入反刍思维,人就越容易焦虑、抑郁,或越容易在日常生活中出现应激反应。**

此外,经常陷入反刍思维的人也更容易回想过去的创伤。这里就出现了一些问题:这些现象的底层逻辑是否共通?我们能否找到一个"共同因素"以便解答不同的感受、思维和症状为何在同一个人身上同时出现?为了验证这种想法,我的研究生埃玛·米伦(Emma Millon)将多种有关思维和感受的问卷调查结果汇总,进行了因素分析。这些问卷都是心理学中用来评估应激和创伤相关症状的常用工具,包括贝克抑郁和焦虑量表(Beck's depression and anxiety inventories),以及前面提到的 RRS。

我们还在这项研究中纳入了一个用于评估"内省意识"的量表,该量表用于描述一个人对自己身体的思考和感受,以及来自身体的直接反馈。[13] 这个量表中包含以下条目:"在我紧张时,我能注意到这种紧张来自身体的哪个部位""在我愤怒时,我能注意到身体产生的变化"。基于上述所有信息,我们分析出了一个可以被称为"心理健康"的共同因素。我们认为它是一个主因子,因为它在该研究中能解释多达 66% 的变异——这意味着大部分的差异都被涵盖其中。总体而言,如果只考虑焦虑、抑郁、与创伤相关的反刍思维等适应不良症状,较多出现这类症状的女性被试相比于较少出现这类症状的女性被试,更难相信来自身体的感觉。[14]

这个结果可能不会让你感到惊讶，因为这些问卷中存在许多相似的问题。更何况我们的想法和感受并非凭空产生，它们在大脑中很大程度上是相互重叠的。但我们接着又提出了一个引人深思的问题：所谓"心理健康"的共同因素能够预测什么呢？在所有可能的结果中，该因素最有效地预测了反刍思维：它可以解释被试在反刍思维中94%的变异。从统计学的角度来看，这是一个极其可观的效应。这里我要说明一点，这个研究的样本量有限，并且一些其他变量如抑郁、焦虑和应激水平，也能在很大程度上被这个共同因素预测。不过，我们仍然可以据此将反刍思维视为心理健康水平的一个指征，甚至是一个重要的指征，尽管它以反向的形式表现出来。

反刍思维如何塑造新的记忆

为什么会这样？为什么反刍思维对我们的心理健康如此有害？我们必须铭记，反刍思维意味着反复思考，因此当陷入反刍思维的时候，我们同时会产生新的记忆。不仅如此，每当我们思考一个事件时，我们就会为这段记忆创造一个新的版本。这种思考过程不断反复，就会产生越来越多新的记忆，从而造成严重后果。我要先解释一下记忆的工作原理。我们的大脑中存储了对各种往事的记忆。某些记忆在意识层面上已经被遗忘殆尽。然而记忆一旦形成，就很有可能在大脑中长存不灭。每当我们尝试回忆往事，大脑就会启动一个专门的进程，尝试提取记忆。在此过程中，我们将重温过往的经历，仿佛昨日重现。

我们可能会在大脑中看到熟悉的场景，听到曾经的声音，或者体会到过去的感受。这就是所谓"朝花夕拾"：被捡拾回来的记忆再度进入我们的意识，我们在一个新的时空场景里（当下）重温往事。这样一来，你的大脑就会把当下的这次"重温"储存为一段新的记忆。[15] 这个新记忆会附着在你重温的旧记忆上。你此时此刻在做什么，身在何处，与谁同行，今夕是何时？你的感受如何？你是否比以前更喜欢这段记忆？这些新的信息会与旧记忆联系在一起，让后者更新迭代。新记忆一旦形成，就会与旧记忆的一些片段一起储存在大脑中。

想一想，上述进程将如何影响一个经历过创伤的、不断陷入对过往经验的反刍思维的人。每当此人陷入反刍思维，其就会产生更多的记忆：每一次回忆往事，都是把过去的记忆带到当下。于是，创伤性记忆就会与新信息联系在一起，这些新信息包括此人当下对自我的感受。于是，此人的创伤性记忆变得更多，与创伤相关联的自我观念和感受也随之增加——有时还伴随抑郁、自责或悔恨的情绪。

必须明确一点，时不时地思考过去的创伤，这种做法本身不太会对大脑产生严重影响，因为大脑在这方面有很强的复原力。**但若日复一日、年复一年地深陷于反刍思维，有关的记忆就会不断叠加。那么，"创伤"的标签就会从一个具体的事件及其相关记忆蔓延开来，在反复重温创伤时形成新的创伤性记忆。**因此，至少从理论上来说，反刍思维很有可能产生大量的"垃圾记忆"，把我们的大脑塞得满满当当。

第 4 章 反刍思维：困在大脑中的循环

我们不妨把大脑比作电脑硬盘。如果你每次修改文档后，都用新的文件名"另存为"一个副本，你的硬盘终将被大量副本塞满。为了防止这样的情况发生，你可以做一些清理工作：删除陈旧的副本、换台新的电脑，或者把一些数据储存到云端。然而遗憾的是，我们无法如此简单地从大脑中"删除"旧有的创伤性记忆，更不用说换一个新的大脑了。记忆会一直伴随我们，大部分记忆甚至终生挥之不去。这让我想到了一个例子。诺拉是一名急救员，她随救护车前去救援一名心脏骤停的女性。当她赶到现场时，这名女性面朝下倒在浴室的地板上，周围有一摊血。诺拉对这名女性实施了心肺复苏，但她在救护车抵达医院之前便失去了呼吸。诺拉一直记得那一天发生的事：

> 一连几个月，我都无暇思考其他的事情。每当我合上眼睛入睡时，我就会看到那个倒在浴室地板上的女人。其他同事告诉我，死亡是我们工作中的一部分。但即使如此，我还是忘不了那一天发生的事，并且常常回想那段经历，哪怕事情已经过去了这么多年。我一直在想，也许我可以做得更好，这样说不定她就能活下来。每当新的求救电话打来，我脑海中就又会浮现当时的场景。

我要再次强调：在经历创伤性事件之后出现与创伤相关的思维，是完全正常的；对未来感到担忧，并且在一定程度上回忆过往经历，也是完全正常的。当这些反刍思维出现的时候，我们可以正视其存在，并留心其对日常生活可能产生的影响。

更好地了解创伤 —— EVERYDAY TRAUMA

1. 创伤后认知是指与创伤性事件相关的观念，这些观念在头脑中不断重复，如"这件事永远地改变了我的生活，我再也不是曾经的自己了"。

2. 反刍思维是指对过去的负面事件不断重复思考，这种思考通常是自传性质的、指向自身的，且主体通常没有明确的意图去解决问题。

3. 反刍思维分为三类，第一类是抑郁性反刍思维，总是思考自己是多么悲伤、多么孤独；第二类是沉浸性反刍思维，更聚焦于个体自身，包含责备，通常是自责；第三类是反思性反刍思维，问题指向过去，试图理解过去发生的事情和原因。

4. 反刍思维会干扰我们在当下运用大脑进行工作的能力，如注意力和记忆任务等。

5. 反刍思维分散我们对当下的注意力，导致大脑同步活动水平降低，直接影响专注信息接收的效率。

6. 频繁陷入反刍思维的人更容易回想过去的创伤，且更难相信来自身体的感觉。

7. 每当我们思考一个事件，我们就会为这段记忆创造一个新的版本，这种思考过程不断反复，就会产生越来越多"新"的记忆。

8. 越频繁陷入反刍思维，人就越容易焦虑、抑郁，或者在日常生活中出现应激反应。

第 5 章

创伤与记忆的反复纠缠

> 生活的全部就是记忆，只有那转瞬即逝的当下是个例外。
>
> ——田纳西·威廉斯（Tennessee Williams）[①]，
> 《牛奶列车不再停靠本站》（*The Milk Train Doesn't Stop Here Anymore*）

古代学者认为，诸如思维和记忆这样的心理过程是由心脏产生的。亚里士多德就认为大脑是冷却器官，负责冷却从心脏流出的热血。从当时的科学水平来看，这个假设有其合理性。无论是遇到可怕的现实，还是只是想起一件糟糕的事，我们都会感到心跳加快，但我们不会"感到"大脑出现任何反应。2 000多年后的今天，我们已经知道大脑负责产生记忆、重构记忆以便我们回想，并在此过程中继续编辑和更新记忆。我们还知道记忆的产生依赖于神经元，

[①] 原名托马斯·威廉斯三世（Thomas Lanier Williams Ⅲ），20 世纪美国最重要的剧作家之一，以代表作《欲望号街车》（*A Streetcar Named Desire*）和《热铁皮屋顶上的猫》（*Cat on a Hot Tin Roof*），两次获得普利策戏剧奖。——译者注

这些细胞是中枢神经系统（比如大脑）和周围神经系统独有的。神经元的作用的确非常独特，没有它我们就无法思考，也无法移动，我们也不会成为现在的自己，甚至不会知道自己是谁。

人类大脑中包含数以百亿计的神经元，这些细胞绝大多数在结构上都是相似的。每个神经元都有一个含有DNA的细胞核。DNA通过转录形成RNA，然后再转译为蛋白质（构成神经系统的材料）。我喜欢把神经元理解成郊区的房子。从外观上来看，这些房子彼此相似，有同样的外形和结构。但每一栋房子又略有不同，这种差异源自其建造手法、建造时间的不同。每一栋房子内部的差异就更大了，因为这取决于墙上挂了什么画，厨房里摆放着哪些用具，以前的屋主是谁，现在住着什么人，以及这些人平时都做什么。简而言之，每个神经元和其他神经元都有些许不同，决定这些差异的因素包括其在大脑中的位置，过去所处的环境，以及内部活动。

神经元不是孤立工作的。一个神经元必须与大脑中其他神经元产生连接，从而传递和转译信息。为此，每个神经元都会发出一根纤维，将信息从细胞体发出，通过一个叫作"突触"的结构（一种电化学连接结构）传递到下一个神经元。以邻里关系类比：突触间的连接就像连接两栋房子的小路。有些小路经常有人走动，逐渐拓宽为大路，最后成为宽阔的柏油马路。还有些使用更频繁的通路会变成更宽的马路。流量最大的通路最终会成为高速公路，它们传输速度更快，传输效率也更高。神经元之间的连接会随着经验的积累而变得更宽、更快、更稳固，这种现象通常被称为"神经可塑性"。以突触棘为例。它是帮助神经元彼此连接的、微小的凸起结构。我们在一项研究中发现，在学习发生之后，突触棘的数量随之增加。[1]
这就是神经可塑性的一个典型示例。主体一旦习得新的经验，神经系统的结构就会迅速发生改变。

但是，只靠解剖结构是不足以产生记忆的。大脑利用这种特定的解剖结构产生了被称为"电生理"（electrophysiology）的现象。这种类似电流的现象正是记忆产生的基础。携带电荷的离子（主要是钾离子和钠离子）穿梭于神经元细胞膜内外，形成大小不一的电流，并引发不同程度的兴奋。神经元总是以这样的方式活动。正是电生理活动使神经元跨越或短或长的距离，与大脑或身体的其他部位进行双向沟通。这种活动促使了记忆的出现。更重要的是，它还引起了我们对记忆的思考和感受。回到邻里关系的类比，你可以把电生理活动想象成人与人之间的沟通：有时你和邻居会在同一间屋子里聊天，有时你们隔着窗户聊天。如果需要跨越更长的距离，你们就需要一些不同的方式，如打电话或者上网聊天。

大脑的学习：为未来铺路

我们的大脑并不"知道"接下来究竟会发生什么，却必须每时每刻为可能发生的事做好准备。大脑是如何做准备的呢？20 世纪中叶，加拿大心理学家唐纳德·赫布（Donald Hebb）在《行为的组织》（*Organization of Behavior*）一书中写道："任何两个细胞或细胞构成的系统如果反复同步激活，就会趋向于产生关联，从而令其中一者的活动能够促进另一者的活动。"[2] 通俗地说，这一观点可以被简化为：同步激活的神经元会相互连接。赫布提出了一个推测：即使当前的事件已经结束，神经元之间的活跃连接也仍然会保存下来。这个推测符合大脑中一种被称为"长时程增强"（long-term potentiation，LTP）的机制，LTP表明两个神经元之间的突触效能有了长期稳定的提升。我们可以通过放置在神经元内部或周围的微电极测出这种效能提升。在对单个或一组神经元进行短暂刺激之后，我们会发现它们之间的连接变得更高效，也就是说，连接得到了增强。这种增强不会随时间推移而减弱，有时甚至能永久存续。再回到邻里关系的类比，这就好像房子之间的小路一夜之间变成了柏油马路，甚至还配备了夜间照明用的路灯。

我们在包括海马在内的许多脑区都可以观察到LTP。我们知道，海马会参与记忆形成，但我们还不明确LTP在日常生活中会起什么作用。这里存在一种可能性，即当应激性事件发生时，诸如LTP这样的机制能够提高特定信息在大脑中被编码的概率。想象这样一个场景：在一个漆黑的夜晚，你走在回家的路上，穿过一条昏暗的小巷。此时你已经提高了警觉。当你听到身后快速靠近的脚步声时，大脑迅速意识到潜在的危险。为防万一，那些用于处理感官信息输入的神经元彼此之间的连接得到了强化。如果此后确实发生了危险，那么你所有参与这些信息加工的神经元彼此之间的连接就会进一步增强，且得以长期维持。这样一来，日后重建记忆就会更容易。反之，如果身后的人是你的邻居，你也不会真的损失什么。

20世纪90年代，我和神经科学家路易斯·马策尔（Louis Matzel）针对LTP提出了相似的看法：那些在创伤或应激性事件发

第 5 章 创伤与记忆的反复纠缠

生过程中被加工的信息,其显著性能够被 LTP 增强,从而令大脑为学习做好准备。具体而言,我们可以这样假设:在我们受到惊吓时,类似 LTP 的机制就会被触发。这种机制促进周围环境中的刺激在我们的大脑中凸显出来,令我们得以更明智、更快速地认识并应对这些刺激,这就像在增强信号的同时降低了背景噪声。这种观点最初招致了非常激烈的反对。当时的人们普遍认为 LTP 更接近一种普适的记忆机制,而非专用于调节应激相关记忆的强度。[3] 不过对当前发生的事保持警觉、做好预备,确实有助于增强我们对未来的掌控感,至少也能让我们在坏事发生前做好学习准备。在高水平应激情境下,诸如 LTP 这样的机制非常有用。它不仅能让我们迅速做出反应,还能让我们习得并更好地记住这些经验。

当然,我们会认为上述大脑机制可以帮助我们扩大或强化对潜在威胁或伤害的认知。但再次强调,在大鼠身上进行的研究可能很难直接应用到人类身上。我们来看一项在人类身上实施的研究。这项研究来自纽约大学的神经科学家约瑟夫·邓斯穆尔(Joseph Dunsmoor)和伊丽莎白·菲尔普斯(Elizabeth Phelps)。[4] 研究者征得被试同意,在被试观看多样式、多类别且无实际意义的物体图片之前、之中和之后,给予其短暂的电击。在此之后,如果被试观看的一个中性物体图片和一个与电击(以及恐惧感)相关的物体图片属于同一个类别,被试对该中性物体的记忆就会更深刻。大脑在某种程度上预测了可能发生的情况,会有准备的回溯性增强某些刺激的显著性,并同时排除一些其他刺激。包括这项研究在内,许多研究结果都表明,大脑自有一套机制用于泛化恐惧感,即从引起恐惧的特定事物扩展到环境中其他类似的刺激。

泛化是一个相对自然的过程，通常发生于没有应激或创伤的情况下。事实上，即使是孩子也能很快习得这种自然的关联。例如，在没有刻意训练的情况下，孩子可以把贵宾犬和比格犬都归为"狗"，但不会将贵宾犬和乌龟都归入"狗"这个类别。泛化对大多数人来说具有适应性，至少在短期之内如此。如果我曾在草原上被一头狮子追赶，那么记住这种动物的长相，并且在将来避免遇到具有相似特征的动物，就是一种好的策略。然而，在当下的社会环境中，泛化有可能会失控。当下的经验可能会让我们联想起过去的许多经历，导致我们在当下产生过高水平的应激和恐惧。

如前所述，一些经历过创伤性事件的个体会将创伤性经历泛化到大概率无害的情境中，并由此产生一些适应不良的行为。创伤性经历引发的思想和行为又造成了更多的伤害，这就显得非常讽刺了。我要再次强调，某些泛化的反应在短期内是有用的，并且是可以理解的。但随着时间的推移，我们需要用一些新的思想和行为代替泛化的反应，从而使这些思想和行为与当下现实的危险程度吻合。不仅如此，我们还需要意识到，彼时彼刻的危险可能并不存在于此时此刻。

记忆的制造：大脑的杰作

我们的记忆中储存着自己的兴趣，那些有关过往美好时光的记忆就是很好的例子。但记忆最初是如何在大脑中产生的，很少有人

第 5 章 创伤与记忆的反复纠缠

认真思考过这个问题。我以前也是如此。直到大学本科期间，我对记忆这个课题仍然兴致缺缺。但在读博士时，我有幸聆听了迪克·汤普森（Dick Thompson）的讲座，后来还与他一起共事。在当时仍在世的记忆研究专家中，他是最知名的一位，以首先在哺乳动物的大脑中发现记忆的痕迹闻名。[5] 在讲座中，他邀请听众思考有关记忆的问题：大脑究竟是如何产生记忆的？我们是如何学习的？一块由蛋白质和脂肪构成的组织，如何能将我们日常生活的经验记录下来，并循环重温？这一切究竟是如何实现的？以及，记忆为什么能以如此快的速度产生？

记忆几乎是在瞬间产生的。我在前面提到的那位科学家是谁？对，是迪克·汤普森。你可能还记得这个名字，因为我前面提到了他。即使你没有记住，你再看到他的名字也一定能认出来，并且你只用了几秒就做到了这一点。记忆产生的速度就是这么快。同理，想一想你今天从起床到现在都做过什么事。你应该可以清晰地回忆起来。大脑产生记忆的速度为何如此之快？这些记忆为何能保存如此之久？当然，某些久远的记忆会被新近的记忆取代，比如我们去买菜的时候把车停在了哪里。另一些记忆会长久存在，尤其是那些创伤性记忆。

马策尔给我讲过他的一个实验：他反复训练一只小鼠，让它进入一个迷宫并在里面获取食物。某一天，这只小鼠钻进迷宫，没有按预期吃到食物，却遭到了一次轻微的电击。从那以后，它就不再对走迷宫找食物那么热衷了。不过它还是愿意冒险尝试。然后它被关进笼子，一关就是好几周。这对小鼠的寿命来说是很长的一段时间了。在此之后，这只小鼠又获得了走迷宫的机会。这一次它会做什么呢？它什么都没做。它不再想尝试去找食物了。在美好与糟糕的经历中，糟糕经历的影响占了上风。

我们只能再一次根据一些非言语行为推测实验室里的小鼠或大鼠产生了怎样的记忆。不过，在研究人类时，我们可以用语言提问。在我们的一项研究中，我们要求一群成年女性被试回忆自己生命中应激水平最高的一天。[6]我们并没有要求她们讲述具体的事件，只要求她们说出自己当下是如何回忆的，以及这些回忆的强度如何。一些被试经历过性创伤，另一些则没有。有性创伤经历的女性能够清晰且生动地回忆起应激水平最高的事件。她们记得事件发生的具体时间和地点，包括日期或时间点，以及关于建筑、房间、家具的细节。她们通常还能回忆起当时在现场的人，以及这些人都在做什么。

总体而言，这些被试表示自己记得事件随时间发生的次序，仿佛她们头脑中正在播放"清晰可见"的电影片段。这与许多其他人在创伤性事件后描述的现象是一致的——头脑会循环播放这段经历，无法停止。不出所料，我们的被试称，她们的记忆代表了生命中的重大事件。这些事件很难被遗忘，相关的记忆还会主导她们的思绪。她们还表示，自己在事件发生后出现了更多的反刍思维。不仅如此，她们的反刍思维倾向还与记忆的生动程度存在正相关。这样一来，她们因这些生动的记忆而陷入了更多次反刍思维，也就很有可能在大脑中制造了更多相关记忆。

第 5 章　创伤与记忆的反复纠缠

海马中的永恒印记

2018 年的一个秋日，我正在看电视。屏幕下方跳出一行机器生成的字幕："在海马中不可磨灭。"这行字幕顿时吸引了我的注意力。接着，我的手机开始响个不停。记者们纷纷来电，希望尽可能多地了解海马是什么，即了解大脑中用来生成记忆的部分。当时，美国国会正在审议布雷特·卡瓦诺（Brett Kavanaugh）的最高法院大法官提名。在听证会上，卡瓦诺在高中时结识的一位女士指控他对自己实施过性侵。这位名叫克里斯蒂娜·福特（Christine Ford）①的女博士现在是一名临床心理学家，她在证言中谈到了自己对大约 30 年前那个可怕夜晚的回忆。她说，她记得自己参加了一个派对，在上楼去洗手间时被人从后面推进了一个卧室。她称自己记得房间的布局，包括床和梳妆台的位置。福特博士还特别提到，她记得那两个男孩的笑声，这些记忆"在她的海马中不可磨灭"。

我的实验室当时刚刚发表过一项关于性创伤和记忆的研究，于是媒体希望从我这里了解相关背景。[7]有些记者对记忆很感兴趣，但大多数记者只想弄清性侵是否真的发生过。显然，我对当时发生的事毫不知情，也不可能知情。但是，思考一下福特博士有关那一天的记忆，也许会对我们有所启发。

---

① 克里斯蒂娜·福特在 2018 年 9 月公开指控美国最高法院大法官提名者布雷特·卡瓦诺，称其在 1982 年对时年 15 岁的她实施性侵。卡瓦诺否认福特的指控。2018 年 10 月，卡瓦诺通过国会投票并宣誓就职。

福特博士还记得上楼之后发生的事，并且似乎能特别清楚地回忆起事件发生的顺序。她说自己记不清在那之前的聚会场景，也不太记得她逃出聚会后发生了什么。对经历过创伤的人来说，这种现象司空见惯且可以理解。当她走在参加聚会的路上，或者在聚会现场楼下四处活动的时候，她的大脑不可能预见稍后会发生什么。在此之前，她与这些参加聚会的人之间也没发生过什么特别糟糕的事。因此，她的大脑并没有准备好"捕捉"这些记忆，即我们大多数人都不太可能想起来的、关于日常的记忆。但是，一旦她开始感到害怕，身体就会启动所有相关系统——我在前面的章节中提到过。她的肾上腺开始分泌肾上腺素和皮质醇。这些神经化学过程在很短的时间内就会调动她的全身，并最终引导大脑对所发生的事进行记忆编码。也许她甚至在此过程中启动了一部分 LTP 机制。根据她的陈述，这些记忆至今仍保存在她的大脑里。

人们常常以为记忆是存储在海马中的，事实并非如此。海马是用来生成记忆的，尤其是生成那些有关于我们自身的记忆，这些记忆组成了我们的生命叙事。我们是如何确认这一点的呢？在一些病例中，患者由于癫痫发作，不得不通过外科手术切除海马。在此之后，他们很难对自身或周围的环境形成新的记忆。他们可能记不住每天早餐吃了什么，也无法想起在前一天晚餐时自己为什么和他人起了争执。不过，他们往往能够记得在海马切除之前发生的事。例如，他们还认得自己的伴侣和子女，并且清楚自己家里的布局。

海马可能是被研究最多的一块脑区。尽管如此，我们还远谈不上确切了解其功能，以及其作用机制。我们目前仅能确认，海马参与生成特定类别的记忆,并将这些记忆与其他类别的记忆整合起来。海马能生成的记忆通常是陈述性的。这类记忆基于人的主观意识,并且可以用语言来描述。有时候我们也称这种记忆为情境性的,因为它们包含了我们经历过的各种场景。此外,海马生成的记忆通常总是自传性的,即海马帮助我们整合自己的生命叙事。

然而,并非海马生成的所有记忆都依赖于语言。所有哺乳动物都有海马,尽管大多数哺乳动物不会说话,但它们都会利用海马进行学习。和我们一样,其他哺乳动物也会用海马进行"编码",以记忆自己去过哪些地方,以及在这些地方做过什么。简而言之,海马能帮助我们在时空中找到正确的方向。没错,海马中甚至包含了专门用于编码空间以及与之相关的时间的细胞。这些所谓"方位神经元"会在我们走动时发射信号,然后与其他神经元和脑区整合,从而生成专门的一类记忆,存储我们去过的地点的信息(至少是近期去过的地点)。所有这些信息都为我们当下所处的情境提供了一个表征。有了这样的表征,我们就能够预测未来可能会发生什么,并在必要时回溯自己过去做过什么。

如果我此刻将一根电极插入你的海马,那么海马中的神经元可能会发出大量电信号。这些信号涉及你此时此刻所做的一切——包括阅读这本书。许多与日常生活息息相关的活动都少不了海马的参与。它一直在工作,就像大脑本身一样。离开了海马,"我"就不能称之为"我"。我们在任何时候都需要海马,尤其是在危险来临之际。

我喜欢把海马理解为一台实时运转的学习机器。此刻正在发生的事与我们对此刻发生之事的感受、过去发生的事与我们对过去发生之事的感受——海马能够把这一切联系在一起，以便我们预测将来可能会发生的事。也就是说，海马始终"在线"，并且在不断学习。它将此时此刻的时空信息进行记忆编码，然后再将这些记忆与过往的记忆整合在一起。通过某种方式，海马将所有这些记忆整合成为生命叙事——一个我们会讲给自己听的故事，有时候还会一遍一遍地讲个不停。在一项研究中，研究者诱导被试产生悲伤情绪，一些被试的海马功能完好，另一些被试的海马则已丧失功能。[8] 那些海马功能丧失的被试表现出更高程度的悲伤，且悲伤持续时间更长。也许这些被试无法摆脱自己的悲伤情绪；也许他们想要弄明白自己为何悲伤，但无能为力；也许他们已经记不得自己当初因何产生悲伤情绪。一言以蔽之，海马串联了个体的过去和未来，并将思想和记忆联系在一起。

记忆与情感的共鸣

回想过去的创伤已经相当糟糕，但更让人难以忍受的还是重新体验那些伴随记忆的情绪感受。这些感受并不来自大脑，因为大脑没有真正意义上的"感觉"，至少不会在一般意义上感到疼痛或恐惧。事实上，身体层面的痛觉消失后，即使我们还清楚地记得那种糟糕的体验，也很难继续再感受到生理意义上的疼痛。人类的感受本质上源于周围神经系统的活动，其主要组成部分是我们前面提到的自主神经系统。那么，感受是如何产生的呢？一个念头是如何唤醒一段陈旧的记忆，又将这段记忆和某种躯体感受联系在一起的呢？杏仁核是其中的一条作用路径。杏仁核位于大脑两侧的深层、靠近海马的位置。它与身体其他部位存在连接，因此能够激起躯体感受——我们经常将这些感受与应激、恐惧和创伤关联在一起。[9]

我看过一段视频，视频中一名男子的双侧杏仁核都被植入了电极。当这些电极通电后，男子表示自己感受不到痛觉，却能够体验到恐惧。其中一次，他称自己非常害怕，就好像要被一条大狗咬到一样。当只有一侧杏仁核被刺激时，男子表示自己仍然能感到恐惧，但这种感受只存在于身体的一侧。当研究者仅刺激其杏仁核的特定部位时，男子表示相比其他部位被刺激的情况，现在他感到对恐惧有更强的掌控感。[10] 当然，这并不是一个常规的实验研究。在某人的杏仁核植入电极并通电，这种做法不足以引发真实且完整的恐惧感。但上述观察结果表明，我们日常生活经验中的某些部分（包括能引发恐惧感的部分）确实受到杏仁核的支配，也受到它与大脑和全身其他部位的连接的支配。

有一些案例表明，杏仁核似乎在事后仍能继续增强人对恐惧的记忆。加州大学尔湾分校的詹姆斯·麦高夫（James McGaugh）在20世纪60年代做过一系列相关研究。[11] 研究者将大鼠暴露于一个应激性事件之中，然后测试它们之后是否一直保持对此事件的记忆。大部分大鼠都保持着清晰的记忆。不过，如果在应激性事件发生之后，杏仁核的活动立即受到干扰，大鼠在事后就不会对回忆线索做出反应，仿佛它们不记得曾经发生了什么。随后，麦高夫和他的研究小组完全绕过周围神经系统，直接对杏仁核注入肾上腺素，结果大鼠对应激性事件的记忆得到了增强。也就是说，仅仅对杏仁核施加刺激，就足以产生记忆增强的效应。[12]

这套系统在人类身上似乎也遵循同样的原理，至少在应激水平较低的条件下如此。在一项实验中，接受癫痫手术的患者同意接受杏仁核电刺激的处理。与此同时，研究者向患者展示了一些图片，并请患者对其进行记忆。患者记得最清楚的图片，正是那些在展示之后即时对其杏仁核进行电刺激的图片。[13]我们有一个假设，即杏仁核在现实生活中这样做，是为了最大限度地满足我们的需求，也就是增强我们对意料之外的、具有重大意义的经验的记忆。不过，我们也需要学会屏蔽杏仁核的这种影响。正如我听过的一句话："在创伤发生时，我的杏仁核开启了自动驾驶模式，我还在尝试把它给关掉。"

创伤虽逝，痕迹永存

海马和杏仁核，以及二者与身体的其他部分不断地相互交换信息，我们对生活事件的记忆因此得以形成和重构。南加州大学大脑与创造力研究所的领导者——汉娜·达马西奥（Hanna Damasio）和安东尼奥·达马西奥（Antonio Damasio）[①]夫妇的一项研究就是

[①] 著名的神经科学家、心理学家和哲学家，对情绪、感受和意识的神经过程研究做出了开创性贡献，其著作《笛卡尔的错误》《寻找斯宾诺莎》《当感受涌现时》已由湛庐引进，分别由北京联合出版公司、中国纺织出版社有限公司出版。——编者注

一个很好的例子。[14] 研究者招募了三名被试。一号被试的杏仁核功能丧失，二号被试的海马功能丧失，三号被试的杏仁核和海马功能均丧失。研究者在征得三名被试同意后，对他们的一侧手臂施加轻微的电击。在电击之前的片刻，被试会听到一段旋律。大脑功能正常的人很快就能习得，这段旋律是一个信号，提示电击即将发生。于是，正常人听到旋律后就会收缩肢体，并开始出汗。与此同时，他们还会觉察到旋律对电击的预测作用，且能够用语言描述这种觉察。杏仁核或海马功能丧失的被试是否也具有同样的能力呢？研究者发现，杏仁核功能丧失的一号被试在听到旋律时不会出汗，但能够觉察到旋律对电击的预测。他还可以用语言告诉他人，这段旋律意味着电击将会发生。

与此相反，海马功能丧失的二号被试无法告诉他人或自己旋律预示着电击，但其身体会对此正常做出反应，即他听到旋律后会出汗。最后是两个脑区功能都丧失的三号被试，此人既无法用语言描述旋律的意义，也不会出汗。上述研究结果与以下观点一致，即海马能够帮助我们有意识地思考引起恐惧的事件：有了海马，我们才能知道事件内容为何及将在何时何地发生；而杏仁核则更多地参与身体对事件相关记忆做出的反应，即恐惧的反应。更重要的是，这类个案研究表明：大脑中充满了与创伤相关的记忆，不同的创伤性记忆会在头脑中引发不同的想法，并引起身体的不同反应，这些想法和反应会在事件过去之后仍为我们所用。

我们必须明确一点：正如记忆并非储存在海马里，恐惧也并不存在于杏仁核里。如果我把自己的杏仁核取出来放在桌上，它会感到恐惧吗？如果我把自己的海马取出来放在桌上，它会对此产生记忆吗？当然不能。它们只是一些脑组织。通过电流，这些结构与大脑的其他部分和周围神经系统发生相互作用。这样一来，我们才能学习并产生记忆。当糟糕的事情发生时，人体的快速反应系统会提醒大脑对事件进行记忆编码，并迅速做出决策。与此同时，慢反应系统会将皮质醇释放到血液中。这些皮质醇稍后到达大脑，改变大脑的结构，在某些情况下其甚至会创造出新的结构，以形成持久的记忆。

困于过往的大脑，难以释怀的伤痛

受过创伤的人常常陷入对过去的思考，回顾自传体性质的记忆，重温发生过的事，或畅想"本可以"做到的事。这些回忆往往伴随针对自身的反刍思维，以及个体对自身的感受。[15] 诸如此类的想法不仅会分散我们对当下的注意力，还会改变我们的大脑。不过，它们具体是通过怎样的机制引起改变的呢？正如你想的那样，由于这些想法甚为复杂、所涉范围甚广，大多数脑区甚至大多数神经元都会在某个阶段参与其中。在我们陷入反刍思维的时候，有一些特定的脑区组合——我们称之为"网络"，在协同工作。

一项研究汇集了近 300 名参与过各种反刍思维研究的被试，对他们的脑成像数据进行了分析。[16] 研究者重点关注的对象是大脑中的默认模式网络（Default Mode Network，DMN）。DMN 由多组脑区构成，大部分位于大脑皮质，并且与 PTSD 相关联。[17] 当我们缺乏特定目标,或者注意力没有集中的时候,DMN 就会启动。总体而言,反刍思维对 DMN 的激活程度似乎高于其他网络,并且 DMN 中的某些脑区表现出格外的高活跃水平,如位于大脑前部的前额叶皮质。这一研究结果并不令人意外。反刍思维本质上具有自传体性质。在执行反刍思维这样的深度思考时,我们需要调动前额叶皮质,思考自己对过去所经历的事做何感想。

另外一项研究结果比较令人惊讶,且引人深思。反刍思维与颞叶皮质内网络活跃程度的降低存在相关性。颞叶皮质位于耳朵周围,与学习和记忆有关,并且与海马邻近。实际上,颞叶皮质中的脑区在人们学习辨别相似的信息模式时会高度活跃,如区分当下正在发生的经验和过往的相似记忆。[18]

为什么颞叶皮质中的脑区在我们陷入反刍思维时会被抑制?一种可能的原因是,我们在重复过去的思维模式时,没有用到大脑中用来学习新知识的部分,包括海马和邻近海马的脑区。另一种可能的原因是,我们本可以用颞叶皮质中的脑区对当下之事进行记忆编码,并将其与过去的经验区分开,但我们缺乏资源、无力调用这些脑区。在我们思考"晚餐要吃什么"且不想再吃与午餐同样的食物时,这样的区分可以发挥作用。但我们还需要用这种机制进行更重要的决策。这些决策涉及我们的感受如何,以及我们当下该做些什么。这种将过去与现在进行比较的机制有助于我们决定是否对一种经验进行泛化。这种机制能帮助我们确认自己何时是安全的。当大脑忙于陷入对过去或畅想"本可以"情况的反刍思维时,它的灵活性或许会大打折扣。我们仿佛把大脑困在过往之中,一遍又一遍地调用相同的网络，向自己不断重复同样的故事。

慢慢品味生活每一刻

你可能看过金·凯瑞（Jin Carrey）主演的电影《暖暖内含光》（*Eternal Sunshine of the Spotless Mind*）。金·凯瑞饰演的主角因为被女友"甩掉"而伤心欲绝。他无法停止回想女友以及二人的过往恋情，于是决定接受"记忆清除程序"，以消除对这段关系的记忆。然而在此过程中，他也失去了与女友的美好回忆。这不是他想要的结果。他希望保留那些美好的时光，同时忘掉糟糕的事情。目前为止，神经科学家还不知道如何消除记忆，更遑论只消除糟糕的记忆而保留美好的记忆了。所有的记忆都被保存在我们的大脑中，尽管我们可能不喜欢其中的某一些，但这些"坏"记忆还无法被抹除。

虽然无法摆脱创伤性记忆，但我们至少可以做到不再回想。这是米尔德丽德·诺曼（Mildred Norman）的主张，她又被叫作和平使者。她于1908年出生在美国新泽西州的农村，早年在大西洋城一带生活。她有过一段短暂的婚姻，但很快意识到婚姻和家务劳动并不适合她。事实上，家庭也不是她想要的。40多岁时，她徒步穿越了整条阿巴拉契亚国家步道①。之后不久，她放弃了所有财产，先后7次徒步穿越美国。她在近30年中徒步超过40 000千米，之

---

① 阿巴拉契亚国家步道是美国的一座线形国家级公园，从东北部一直延伸到南部，沿途穿越14个州，总长度约3 500千米。——译者注

后甚至不再计算里程数。显然,她有很多时间用于思考,所有这些思考最终汇聚成一句话:"如果你能意识到自己的想法多么有力量,你就永远不会再有任何消极的想法。"[19]

永远没有消极的想法,这听上去真不错。但我们大多数人不可能花近 30 年来思考如何做到这一点——哪怕我们真的能做得到。但是,如果我们能稍微深入思考这个过程,也许我们就能及时改变某些想法,以免它们勾起我们某些糟糕的回忆。或者我们至少可以在这些想法出现时,先看看它们是什么,不让它们与其他的想法和感受产生关联。大多数时候,我们开始思考一些事情。紧接着,在我们觉察之前,新的想法已经与原有的某些记忆关联起来。这些记忆中的一部分必然是消极的,它们随后又会引起一些躯体感受。

大多数人或许认为,想法—记忆—感受这个链条往复循环的过程是在一瞬间完成的,实际情况并非如此。信息不论是在大脑中流动,还是在大脑和身体之间传递,都需要一段时间,重构我们的生命叙事同样需要时间。因此,我们可以花一些时间做一些练习,深入了解心智的运作原理。

只要习得这样的心智操作,我们就可以更细致地辨别旧观念和新想法,辨别与当下环境适切和不适切的想法,辨别危险和不危险的情境。我是否真的要执着于当前的想法,直到它唤起先前的创伤性经历?我是否愿意让这些想法与旧有的躯体感受建立关联?我们还能再做些什么,从而改变思想和记忆的走向,提高自己的生活质量?更多内容请参见第三部分。

更好地了解创伤

1. 记忆的产生依赖于神经元,这些细胞是中枢神经系统(比如大脑)和周围神经系统独有的。

2. 神经元通过突触连接,以及传递和转译信息,神经可塑性描述了神经元之间的连接会随着经验的积累而变得更宽、更快、更稳固。

3. 记忆几乎瞬间产生,大脑利用特定的解剖结构产生电生理现象,这是记忆产生的基础。

4. 海马是大脑中用来生成记忆的部分,尤其是生成那些有关于我们自身的记忆,这些记忆组成了我们的生命叙事。

5. 海马参与生成陈述性记忆,这类记忆基于人的主观意识,并且可以用语言描述,通常是情境性的和自传性的。

6. 杏仁核在现实生活中负责增强对恐惧的记忆,通过电流与大脑的其他部分和周围神经系统相互作用,我们才能学习并产生记忆。

7. 反刍思维与大脑的默认模式网络的激活程度相关,而与颞叶皮质内的网络活跃程度降低存在相关性。

8. 我们可以花一些时间做一些练习,深入了解心智的运作原理,学着慢下来,在想法—记忆—感受这个链条往复循环的过程中进行核查和检验。

第 6 章

女性大脑的独特变化

> 当人们再次踏入同一条河流时,新的水流接着新的水流,正不断从他们的脚上流过。
>
> ——赫拉克利特,古希腊哲学家

相比于男性,女性有相对较高的概率被诊断为 PTSD、抑郁症、焦虑谱系障碍、社交恐惧症以及厌食症、贪食症等进食障碍。为什么会这样呢?女性的大脑中是否存在某种特质,使她们更容易受到应激相关因素的影响?这一切与我们的成长经历、我们在现代社会中的各种生活方式,是否存在因果关系?近 30 年来,我一直在思考这样的问题,并总结出了若干影响因素。本章的讨论始于两点:为什么我们花了这么长时间才找到问题的答案,以及我们最初为何会提出这些问题。

女性与 PTSD:被忽视的议题

关于创伤,尤其是 PTSD 的早期研究大多针对男性,特别是针对从战场上归来的男性。在美国南北战争期间，士兵们时常表现出一系列痛苦的症状。当时的医生认为这些士兵只是想家，或者对往日的和平表现出乡愁式的怀念。这种病症因而被称为"思乡病"（nostalgia）。第二次世界大战期间，美国士兵们也出现了类似的症状。当时这种病的名称变成了"炮弹休克"（shell shock）。医生认为，导致病症的原因是炮弹爆炸使患者的大脑被震伤。直到越南战争期间，"创伤后应激反应"这个概念终于被提出，随之而来的还有相应的精神障碍，也就是PTSD。

许多美国老兵在回美国后的主诉是焦虑和与战争相关的侵入性记忆。这些老兵还表现出一些其他问题，包括酗酒和药物滥用。由于美国的退伍军人团体和政府提供了资助，这些老兵终于得到了关注，并获得了亟须的帮助。女性在战争期间也会参军服役，但很少在前线参与直接战斗。而我们知道，在战争一线更容易诱发PTSD。此外，参军的男性在数量上也远超女性。这两个因素导致PTSD与上过战场的男性关联起来。

时至今日，人们依然会将PTSD与男性绑定在一起。直到近期，美国有关这一主题的大多数研究仍然只针对男性。临床研究通常在美国当地的退伍军人医院和相关机构进行，这些医院收纳的患者基本上是男性。考虑到女性正在怀孕或之后可能怀孕，临床试验通常会将她们拒之门外。

另外，以小鼠和大鼠为对象的实验室研究也总是使用雄鼠。这种做法背后的考量无关乎PTSD，也无关乎"哪种性别更容易遭受

第 6 章 女性大脑的独特变化

创伤",而关乎性激素水平。雌鼠每 5 天左右会经历一个发情周期,类似人类女性的月经。在发情周期和月经周期里,雌性个体的卵巢都会向血液中释放雌激素和孕激素。如果雌性个体在周期内没有受精和怀孕,这些激素的水平就会逐渐下降,然后在下一次排卵时再次上升。

激素水平的变化会对行为产生影响,例如,处在发情前期、雌激素水平较高的雌鼠,相比处在发情期、雌激素水平较低的雌鼠,在某些实验室学习任务中会表现得更好。[1] 基于这些数据,研究者普遍认为,在实验中使用处于发情周期不同阶段的雌性个体,会增加数据的变异性,或者说,会增加干扰变量。为此,研究者将不得不增加样本量,并投入更多的研究资金。

奇怪的是,当神经科学家想要了解雌激素会对大脑产生何种影响时,他们还是会把雄性个体作为研究对象。我还记得在 20 世纪 80 年代听过的一场讲座,主讲者谈到一项研究,其内容是给大鼠注射雌激素,并测量其海马神经元的电信号。在提问环节,我问主讲者,他们所用的大鼠是否仍有卵巢。研究者回答说,他们在研究中只使用了雄鼠,我惊呆了。曾有一种普遍的观点认为,雌性大脑就是雄性大脑加上一些雌激素。这种说法简直荒谬,所幸这样的日子已经一去不复返了。

如今,美国国家卫生研究院有一项强制性要求,即除非研究人员有充分合理的理由,否则必须在其研究中使用两种性别的被试或实验对象,而美国的此类研究大都是由该机构主导的。[2] 这是我们业内的一项重大变革。对于自己有生之年能否看到这一天，我曾感到怀疑，好在它还是来了。

不过，神经科学家长期以来只研究雄性，还出于另外一个考量。我们中的大多数人都假定，学习和记忆这样的基本心理过程，以及大脑对应激和创伤的反应，基本上不存在性别差异。我们认为大脑中的性别差异基本只与性行为有关，包括性行为本身和性行为对生殖的影响，但现在我们对此有了更深刻的认识。

我的团队与神经科学家德布拉·班加瑟（Debra Bangasser）合作进行了一系列实验室研究。这些研究都是很好的例子，它们充分证明了我们过去错得有多么离谱。[3]在研究中，雄鼠和雌鼠在第一天被暴露于一个应激性事件中，并在第二天接受训练，学习新知识。雄鼠的学习效果更好，雌鼠学得一点儿都不好。但是，如果雌鼠在出生时就被注射了睾酮素，其长大后的表现会与雄鼠一样，即它们在承受压力之后，表现出了更强的学习能力。

接下来，我们开始让其大脑的不同部分失活，以便观察两性在处理应激时是否使用了不同的脑区。结果表明，雄鼠使用了与雌鼠不同的脑区，特别是大脑中被称为"纹状体终床核"的部分。然而，如果雌鼠在出生时就被注射了睾酮素，那么其长大后就会使用与雄鼠相同的脑区处理应激。这些研究结果令人振奋。关于大鼠研究的发现能否直接应用到人类身上，及是否能推论人类在应对 PTSD 时存在同样的性别差异，目前还值得商榷。不过上述研究结果至少表明，在从充满应激的生活经验中学习时，不同性别的个体很有可能使用了不同的脑区。这些结果还表明，我们过去那种想当然的假定，即大脑中的性别差异只关乎性行为和繁殖，是错误的。

女性的主动求助精神

如果我们能够克服实验室研究中旧有的对女性的偏见，且能够接受女性更有可能被诊断为 PTSD 和其他应激相关障碍的现实，那么我们可以做些什么？我们必须先就这种现实可能的成因达成共识。要做到这一点并不容易，因为这些成因错综复杂，且充满争议。我们需要考虑的第一个成因是诊断过程本身。人们通常假定，女性之所以更容易获得这样的诊断，是因为她们更倾向于求助。这种说法有一定的道理。许多男性，包括那些受到严重创伤的男性，是不愿意寻求专业帮助的。

另外，无论在过去还是现在，女性在谈论感受和表现情绪方面，都被"允许"拥有更多自由。"hysteria"（癔症）这个词最初来自希腊语中表示"子宫"的单词，指的是无法控制的情绪。古代某些医生认为，女性的子宫会在她们的体内游走，导致她们产生情绪。值得庆幸的是，如今专业领域已经不再接受这个词。更重要的是，与心理问题和精神障碍有关的污名化现象也有所减弱。话虽如此，我的团队在招募被试参与有关创伤的研究时，自愿报名的女性还是占大多数。坦率地讲，我认为这是一件好事。她们在主动求助，而这种帮助是可以获得的。

创伤的性别差异解析

我们需要考虑的第二个成因是创伤性事件本身。如前所述,男性更有可能参与战争,因此更容易由于战斗相关的创伤而罹患PTSD。作为对比,女性则更有可能经历性暴力,并因为性创伤而罹患PTSD。事实上,在一个人可能会经历的各种创伤当中,性创伤是最有可能诱发PTSD的。[4]据统计,世界范围内,约1/3的女性在一生中至少经历过一次性暴力或肢体暴力,[5]而且相关案例还在不断增加。

创伤的性别差异早在童年时期就已经出现:男孩更容易遭受家庭暴力,女孩则更容易遭受性虐待。[6]诚然,遭受过性创伤的男性也容易表现出PTSD的症状,但相比女性,有此类经验并报告有此类经验的男性数量较少。基于此,女性更有可能因为与性暴力和肢体暴力相关的经验而罹患PTSD,而男性则更有可能因为战争或其他形式的创伤而罹患PTSD,并且一部分男性不太倾向于寻求帮助。

综上,之所以被诊断为PTSD的女性更多,部分原因可能是女性更容易遭受到特定类型的创伤,以及人际暴力的普遍存在(这一点令人十分不安)。但这个因素并不能解释一切。以2009年意大利拉奎拉大地震为例,地震只持续了20秒,却造成超过300人死亡,以及数千人受伤。一项研究调查了一组直接遭受地震影响的被试,并将其与一组住在附近地区但未受到地震影响的被试进行了比较。尽管创伤性事件相同,但相比男性,直接遭受地震影响的女性表现

第 6 章 女性大脑的独特变化

出更多的创伤症状。这些女性被试称,自己试图避免想起当时的场景,但还是会受到相关记忆的困扰。这些记忆在她们的脑海中不断重复,挥之不去。相比之下,直接遭受地震影响的男性虽然较少受到记忆的影响,却表现出更多不负责任的行为,如物质滥用。[7]

另一项研究对比了两性目睹银行劫案后的不同反应,发现女性会出现更多的 PTSD 症状,并会产生更多的恐惧、害怕和无助感。[8]诸如此类的研究表明,有关创伤性事件的具体细节虽然很重要,但不足以解释女性为何会产生更多与应激相关的问题。

性激素的微妙作用

PTSD 和其他应激相关精神障碍的性别差异来自性激素的影响,这个假设得到了充分的证据支持。首先,这种性别差异直到青春期才会出现。[9]换言之,童年时期的男孩和女孩在应激相关精神障碍方面,并不存在患病人数的差异。不过,当女性月经来潮并进入性活跃期之后,上述性别差异就随之出现了。其次,由于雌激素和孕激素水平的周期性波动,一些女性在整个月经周期中都会经历心境的变化。

对经历分娩的女性来说,分娩本身即使令人感到幸福,通常也会给她们带来巨大的压力,甚至在某些情况下会导致创伤。一些女性在分娩后会被诊断为产后抑郁症,甚至是某种形式的精神分裂症。接着，随着年龄增长，雌激素水平下降会导致某些女性在绝经期和更年期出现心境变化。因此我们可以看到，在应激相关精神障碍诊断方面存在的性别差异可以被部分归因为女性体内激素水平在日常生活中的变化。

性激素水平的改变会对大脑产生影响。性激素被释放到血液中之后，可以进入大脑并与相关受体结合，这个过程与皮质醇的作用机制类似。然后，与皮质醇一样，性激素也会改变大脑的结构。在之前的章节里，我曾经介绍过突触上被称作"棘"的微小解剖结构，它是神经元之间产生连接的部位。

在一项令人惊叹的研究中，接受了雌激素注射的大鼠，其大脑海马神经元的突触棘数量增加了30%，而且这种变化是符合自然规律的。[10] 如前所述，雌鼠每5天就会排卵一次。随着雌激素水平的升高，突触棘的数量会增加；当雌激素水平下降后，突触棘的数量会减少。我们有充分的理由认为，类似的过程也会在现实中的女性身体里发生。例如，一项研究表明，在月经周期中，女性大脑的海马和颞叶皮质的解剖结构确实会发生变化。[11]

性激素的作用显然非常强大，但它们并不能完全解释心理健康领域存在的性别差异。这种差异既包括社会性别之间的差异，也包括生理性别之间的差异。这一点非常重要。激素只是激素，我们甚至不应该称其为"'性'激素"。女性的身体会分泌睾酮素，男性的身体也会分泌雌激素。

正如神经科学家罗伯特·萨波斯基（Robert Sapolsky）所言："我们的思想和行为对自身激素水平的影响，可能高于激素水平对思想和行为的影响。"[12] 我同意他的看法，并且还要在此基础上更进一步地强调：我们的思想和记忆改造了大脑，大脑又反过来改变了我们的思想和记忆，这些思想和记忆会再次改造大脑……如此循环往复。在我们的一系列反馈系统之中，这些系统总是循环往复的。它们帮助我们应对当下的应激和创伤，并帮助我们恢复。在它们的作用下，我们将自己在人生各个阶段的经历铭记于头脑中。于是，我们就能够对未来发生的事做好准备，无论是好事还是坏事。

分娩与母职对大脑的影响

女演员索菲娅·洛伦（Sophia Loren）曾经说："当你为人母时，你永远不是一个人独自思考。一个母亲总是会思考两次：一次为自己，一次为她的孩子。"[13] 在分娩之前，很多人在生活中总是优先关注自身。一旦成为母亲或照料者，我们的注意力就会迅速转移。我们要对这个无助的小家伙负起责任，保持这个小家伙的健康和活力。为此我们必须殚精竭虑，快速学习。大多数哺乳动物在性成熟之后会进行性行为，大多数雌性个体会怀孕。分娩会导致这些个体发生改变，尤其会令她们的大脑发生改变。母体的大脑对应激的反应，明显区别于非母体的大脑。

贝内德塔·莱纳（Benedetta Leuner）曾在我的实验室研究过

母体大脑对应激的反应。在此之前，我们发表过一项研究报告：无性经验的雌鼠在应激情境下学习效果不佳。只要有一只成年雄鼠在场，就会对前者的学习效果产生消极影响。[14] 然而，如果雌鼠刚刚分娩不久且正在养育幼鼠，那么即使周围徘徊着具有攻击性的雄鼠，雌鼠也能很好地进行学习。如果说这两种情境存在什么差异，那就是雌鼠变得非常警觉，随时准备保护自己的后代。这些结果表明，雌鼠的大脑发生了一些变化，使得作为母亲的"她"不再受到应激源的消极影响。你甚至可以认为这位新手妈妈的复原力水平提高了。

导致雌鼠产生这种行为变化的因素不是激素，也不是分娩行为，因为承担"养母"职责的雌性个体也会对应激源"脱敏"。在适当的情境下，无性经验的雌鼠能够学会照料其他雌鼠的幼鼠。"她们"显然无法喂养幼鼠，但可以将幼鼠聚拢起来并坐在幼鼠上，从而保持幼鼠的体温，并保护其远离危险。在这项研究中，无性经验的雌鼠一旦学会照料幼鼠，就能够在应激情境下正常学习，哪怕这些幼鼠并非其亲生。有趣的是，这种效应似乎还会长期维持。在幼鼠长大离巢之后，雌鼠妈妈依旧维持着先前的复原力水平。[15] 作为一名空巢老人，我对这样的研究结果深表欣慰！

最近我从一个播客节目中了解到，澳大利亚科学家布伦文·格雷厄姆（Bronwyn Graham）做了一项关于母亲如何习得恐惧的研究。[16] 研究者先向实验组被试（身为母亲的女性）和对照组被试（未养育后代的女性）展示一名男性的脸部照片，随后对她们的手施以电击。接下来，研究者又向所有被试展示了另一名男性的脸部照

第 6 章 女性大脑的独特变化

片,但没有施以电击。当被试习得特定的男性照片对电击有预测作用之后,这两张照片又会反复出现,并且每一次出现都不会伴随电击。这个过程就是所谓"消退训练"(extinction training)。

研究者记录被试观看照片时脸部的出汗程度,并以此衡量她们的恐惧水平。实验组被试在消退训练中表现得格外好,这说明在人脸照片与电击的关联消失后,她们的恐惧水平也随之降低了。上述研究结果支持了一个普遍存在的观点,即母亲能够快速适应不断变化的环境条件及偶发事件。

前面这些研究都是在特定的实验室环境下进行的,其实际价值尚无定论。因此我在这里需要强调一点:我并不能断言身为母亲的女性的学习能力必然优于或劣于未养育后代的女性,也不能断言前者在应对创伤时的表现必然优于或劣于后者。不过,研究结果和日常生活中的观察的确表明,母亲的大脑发生了某些改变,会特别注意环境中的特定线索。这种变化对维系后代的健康和幸福是至关重要的。此外,研究还表明,分娩会导致大脑的生理结构出现长期且可持续的改变。[17] 我们不难理解母亲为何会学得更好,因为她们的大脑必须保持灵活。

女性更易陷入反刍思维

从 10 多年前开始,我一直在收集普通人的各种想法,其中大部分来自女性。当我向她们介绍反刍思维时,她们都会拼命点头,仿佛完全能够理解我在说些什么。许多研究（包括我自己做过的一些研究）都表明，女性会比男性更容易陷入反刍思维。[18] 女性到底为什么会比男性更容易陷入反刍思维？这个问题很难回答。

一种理论认为，女性之所以更容易陷入反刍思维，是因为她们更关注内心的感受，如"为什么我感到如此悲伤？""为什么我这么紧张？"因而，她们更熟悉自己的想法，也就更容易不断重复这样的想法。另一种理论认为，女性更容易遭受性暴力和肢体暴力，因而进一步促成了反刍思维的产生。[19]

不过最受认可的还是基于抑郁症的假说。女性在一生之中罹患抑郁症的概率大约是男性的两倍，而反刍思维与抑郁症的关联十分密切。[20] 我们在一项研究中发现，患抑郁症的女性更容易陷入反刍思维，特别是陷入对自己过往经历的反刍思维。或许她们很想弄清楚自己一路走来发生了哪些事，以至于使自己产生了这样的感受。[21] 但我们也必须明确，男性同样会陷入反刍思维，并且患抑郁症的男性同样会更容易陷入反刍思维。

如果反刍思维确实是导致女性应激相关障碍高发的诱因，那么我们最好能明确女性更容易陷入反刍思维的原因。这或许与掌控感有关。确实有一项研究表明，容易陷入反刍思维的女性同时表示其对自身生活缺乏掌控感。她们还称，反刍思维是她们用于处理情绪感受的工具。[22]

人总是希望与他人建立联系，我们都想找到值得爱的人。但是在此过程中,我们可能心存焦虑、害怕受伤,于是会回避他人。简而言之,我们是通过自己在世界中的行为来获得掌控感的。无论年龄、生理性别和社会性别为何,我们都可以学着更好地控制自己的想法。要想做到这一点,我们就必须接受一个事实:大脑并不掌控我们,我们才是自身唯一的掌控者。

复杂的因果关系没有单一答案

女性更容易受到应激和创伤的影响,也更容易被诊断为 PTSD。导致这种情况的原因很多,不限于本章所述。[23] 大约 30 年前,我第一次思考这个问题。当时,我的想法还很天真,将生理性别和社会性别两个词混为一谈(前者存在于许多物种,后者则只适用于人类)。后来,我进入了一个新的阶段,假定大多数心理健康领域的两性差异都可以归结为大脑的生理性别差异。如今我不再那么天真,也不再那么笃定,至少总体上不再相信单一的因果解释。

不过,有几件事我还是非常确定的:女性总是处于变化之中,我们的大脑总是处于变化之中,这个世界也总是处于变化之中。变化未必是坏事。它意味着我们可以习得新的心智技能,帮助我们在当下做出明智的反应。这些技能一经习得,就可以在之后的人生阶段为我们所用。我尤其希望女性(男性也一样)能够学着降低陷入反刍思维的频率,这样做好处多多。**如果我们能设法减少反刍思维,或许那些消极的想法和感受也会随之烟消云散。**

1. 女性被诊断为 PTSD 的概率是男性的两到三倍,女性更容易被诊断出抑郁症、焦虑谱系障碍和社交恐惧症,以及厌食症和贪食症等进食障碍。

2. 早期关于创伤和 PTSD 的研究主要针对男性,特别是从战场归来的男性,导致人们将 PTSD 与男性绑定在一起。

3. 性激素水平的周期性波动可能影响女性的大脑结构和心理健康,增加女性患 PTSD 和其他应激障碍的风险。

4. 雌激素和孕激素水平的变化可能影响神经元的突触棘的数量,从而增强学习和记忆能力。

5. 分娩和承担母职可能会改变女性的大脑结构和功能,提高女性对应激的复原力水平,且母亲的大脑对应激的反应与非母亲的大脑不同,母亲能够快速适应环境变化。

6. 女性比男性更倾向于反刍思维,这可能与她们更关注内心感受,更容易遭受肢体暴力,以及有更高的抑郁症患病率有关。

7. 容易陷入反刍思维的女性表示对自身生活缺乏掌控感,且反刍思维是她们处理情绪感受的工具。因为当她们感觉生活事事不如意的时候,很想弄清楚自己一路走来到底发生了什么才导致这样。

8. 反刍思维与人们整体心理健康问题(如抑郁、焦虑和应激)密切相关,且会影响创伤相关记忆的生动程度。

EVERYDAY TRAUMA

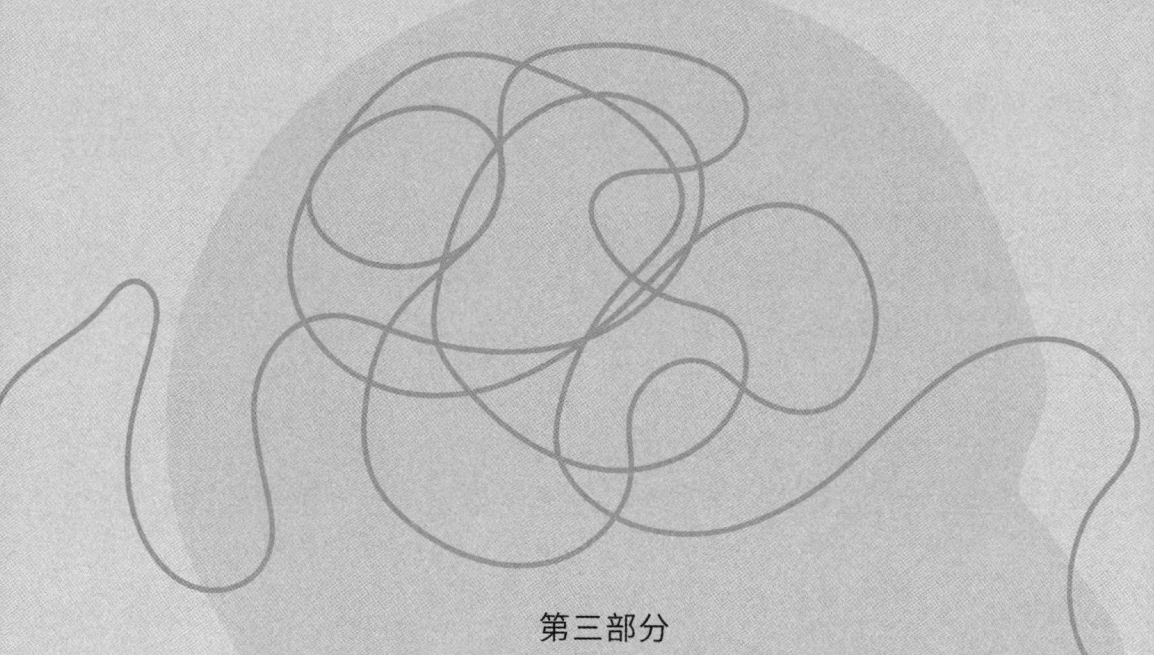

第三部分

为大脑准备
应对日常创伤的装备

第 7 章

日常挑战与大脑适应

> 了解有关生活的知识是一回事。在生活中找对自己的位置，应对生活的风浪洗礼，则是另一回事。
>
> ——威廉·詹姆斯（William James），美国心理学家

我父亲是一名出色的工程师，在标准石油公司工作了近40年。他退休那年，我从大学放假回家，发现他终日双手抱头、坐在自己的大扶手椅上。有一天，母亲把我叫到洗手间，悄悄对我说，她不敢让父亲一个人待着。父亲是个严肃的人，但我从来没觉得他会抑郁，也从未见他有过如此的举止。不久之后我决定搬到洛杉矶，并请求父亲陪我一起开车过去。当车子穿过内布拉斯加州的玉米地时，父亲变得比往日更加安静。我想他或许在哭，但我既不敢看，也不敢问。终于在某一刻，他开始说话了。

我的父亲生长于内布拉斯加州的比默，那是一个居民不满千人的小镇。我的爷爷是镇上的入殓师，经营着镇上的五金店和殡仪馆，这在当时是很普通的生意。在整个童年期间，父亲经常到店里

帮忙。有一天，在店里工作了整天之后，父亲和他的兄弟回到家，发现车库的大门关着。这是从未发生过的情况。兄弟俩打开大门，发现我的爷爷已经死了。他从五金店拿了一根软管，接在了灵车的排气管上。

在这次州际长途旅行前，我父亲从未对我提及此事，更遑论其中的任何细节。如同许多其他家庭一样，我们家也把自杀视为一种罪过。我们从不谈论自杀，但自杀无处不在。我曾问过我教过的本科生，有多少人曾经有自杀的倾向。200人的教室里有将近一半的人举起了手，而他们只不过才20岁。自杀会造成难以想象的创伤。对活着的人来说，这种创伤将会一直存在。我们总是会忍不住想，他们为什么要自杀？他们遇到了多么糟糕的问题？我们是否能做些什么让他们不必自杀？我终于意识到，我的父亲在一生中，几乎每天都在思考发生在他的父亲身上的事。这就是我父亲的日常创伤。

我们在生活中会经历很多创伤，其中我最担心的就是日常创伤，因为它们对大脑造成的伤害最不可逆。这里我要举个特别的例子。哥伦比亚大学的神经科学家莫拉·博尔德里尼（Maura Boldrini）和她的同事们研究了一些死者的大脑，这些死者在生前曾罹患抑郁症。[1]令人难过的是，其中一些人的确死于自杀。研究者对死者的海马尤其关注，因为我们都知道这部分脑区对应激非常敏感。他们重点研究了海马的齿状回（dentate gyrus）。这个部分的作用类似于"网关"，负责将大脑其他区域的信息接入海马，这样海马才能利用这些信息完成自身的使命——生成对生活的记忆。研究者希望弄清楚，罹患抑郁症的人无论是在生前还是死亡时，其海马齿状回的神经元数量是否有所改变。海马齿状回的神经元呈圆形,被称为颗粒细胞(granule cells)。研究表明,相比没有罹患抑郁症的人,患抑郁症的死者的颗粒细胞出现了减少的情况。死于自杀的患者颗粒细胞的减少更为严重。更重要的是,罹患抑郁症的时间越长,颗粒细胞的数量就越少。如果不经治疗,抑郁症将会对大脑的解剖结构产生长期持续的影响。痛苦持续越久,产生的破坏就越大。

惊人发现:成年人大脑中的新生神经元

20世纪80年代,我刚刚开始研究大脑。当时神经科学家认为大脑是相对"稳定"的。我们知道它可能改变,也确实会改变,但没人觉得这种改变会有多显著。时间快进到20年之后。我继续研究大脑,还在试图弄清楚它是如何生成与创伤相关的记忆的。当另一位年轻的神经科学家告诉我,她在成年人的大脑中发现了新生的神经元时,我的惊讶可想而知。你也许不会像我当时那么惊讶,这取决于你的年龄,以及你对大脑了解的多少。但在那个年代,神经科学家们普遍认为,人脑在出生之后就不会再产生新的神经元。事实上,我们当时听到的说法是大脑"绝对"不会产生新的神经元。我们根本就没想过竟然还能在大脑里发现新生的神经元!

这个产生新神经元的过程叫作神经发生(neurogenesis)。告诉我这一点的科学家是伊丽莎白·古尔德博士。成年人的大脑会产生新生神经元，这无疑是一个重大的科学发现，它将从根本上改变我们思考大脑的方式。和我们中的许多人一样，古尔德博士对应激以及压力激素如何改变大脑非常感兴趣。1989年，我们很惊奇地在《科学》杂志上读到一项研究报告。该研究发现，神经元会在肾上腺被切除之后死亡。[2] 肾上腺是位于肾脏上方的一个小腺体，可以产生压力激素——对人类来说是皮质醇，对啮齿类动物来说则是皮质酮。上述研究中死亡的神经元位于海马齿状回，恰好就是那个会受到应激和抑郁影响的部位。

和许多科学家一样，古尔德也尝试复现这项研究结果。在切除肾上腺的大鼠脑内，她的确找到了垂死的神经元，同时还留意到了一些意想不到的现象：某些神经元正在分裂。海马中的神经元能够分裂吗？这种现象在成年期还可能发生吗？我们当时在学校里可没学过这个。于是，古尔德博士动身前往图书馆。她还真的找到了几篇20世纪六七十年代的论文。这些文献指出，成年人的大脑是可能产生新的神经元的，而且就是在海马齿状回中。[3] 古尔德博士和她的团队成员回到实验室，尝试寻找这些"新"的神经元。显然，他们最后成功了。[4]

用进废退：新生神经元的存活法则

古尔德博士问我是否想亲眼看看这些新的神经元，我想都没想就同意了。果然，它们就在显微镜下，看起来有点儿像烤土豆，呈一字排开,有成千上万个。看到它们实在令人兴奋。这也引出了一系列问题,其中最迫切需要答案的问题是:"这些新的神经元能起到什么作用?"古尔德博士的团队和我的团队决定联手找出答案,我们猜测新的神经元可能用于学习,毕竟它们是在海马中产生的,而海马正是大脑中用于学习的部分。我们的研究确实表明,这些新的神经元参与了学习,尤其是在学习过程需要海马参与的情况下。[5]

然而奇怪的是,许多新的神经元在生成后几周内就会死亡。这就引出了一个新的、非常有趣的问题:既然这么多新生的神经元无法存活,大脑为什么还要费这么大劲生成它们呢?我们开始思考这个问题:或许这些神经元被生成,是为了服务于一个特定的目的;如果确实因此得到了使用,它们就能够存活下来。因此我们提出假设:新的神经元被用于生成新的记忆,但这个生成新记忆的窗口期很短,一旦超过这个时间,神经元就会死亡。这很像我们与自身骨骼肌的关系:你可以通过日复一日的训练强化骨骼肌,但如果你不持续使用它们,它们就会萎缩。用进废退,就是这个道理。

为了检验这个假设,我们给大鼠注射了一种化学物质。这种物质能够标记新生成的神经元。一周之后,在这些神经元开始死亡之前,我们训练这些大鼠学习了一项非常困难的任务。之后我们发现,接受了训练的大鼠相比没接受训练的大鼠,保留了更多的新生神经元。[6] 不仅如此,在训练后学习效果良好的大鼠,相比那些虽然接受了训练但学习效果不佳的大鼠,也保留了更多的新生神经元。[7] 这真是太棒了!**学习能够使新生的神经元免于死亡,且这种效果似乎是持续性的。**进行了学习的大鼠,其大脑中的新生神经元在数月之后仍然存活。以大鼠的寿命而言,这是很长的一段时间。[8] 很显然,这些神经元一旦能够存活下来,就会长期存活下去。

在大脑中找到新生神经元,这件事意义重大;发现学习有助于维持新生神经元存活,这件事也意义重大。之后我们还得出了许多其他令人兴奋的研究结果。我们研究了掌控感的影响。大鼠生活在蜿蜒曲折的地洞里,在狭小的环境中,它们会形成等级制度,由一两只雄鼠统治其他个体。这些统治者可以优先获得食物、水和交配权。其他雄鼠则倾向于变得顺从,它们在日常生活中体验到的应激水平也变得很高。我们显然无法"询问"这些大鼠的感受,也无法在野外环境下研究它们的大脑。于是,古尔德博士和她的研究生在实验室里建造了一个老鼠洞,内部分成许多层,通过隧道彼此连接,而且配备了食物和水。然后,他们在这个洞里安装了红外线灯和摄像头,以便在黑暗的环境下实施观察。果然,有一只雄鼠成为统治者,支配了其他老鼠。研究者发现,相比被统治的大鼠,统治者的海马中有更多新生的神经元。[9] 学会掌控环境有助于让宝贵的新生神经元继续存活下去,进而优化大脑的结构。

持续学习对大脑成长的影响

路易斯·马策尔曾对我说:"我们一直在学习。"[10] 我起初并不理解他的意思;我当时以为学习是我们在学校里做的事,或者是我们在实验室里的工作。现在我终于明白他想说什么了:我们终生都在学习。事实上,正因为学习,我们才有了记忆。记忆的产生并不是为了让我们感到痛苦,也不是为了帮助我们回想刚结束的假期。我们需要记忆,是因为我们可以从过往的经验中学习,尤其是从那些堪称教训的部分学习。没错,我们始终、一直、永远都在学习。更重要的是,我们在学习的过程中会付出不同程度的努力。刚开始学习新的内容总是很困难,需要付出很大的努力。一旦学会,我们就不再需要格外集中精力,因为此时我们已经对这部分内容有所了解。学习过程的基本原理就是如此。一项内容的学习能够引发新的学习,也是基于这个原理。

为了保持较高的"努力"水平,我们必须不断挑战自己,学习更新、更难的内容。以医学院的学习为例,医学生们需要接受严格训练,背诵大量内容;他们的压力很大,休息和睡眠时间很少。但到头来,我显然更愿意把自己的健康托付给这些"过来人"。他们受过充足的训练,在面对复杂的问题时清楚应该做什么。

在实验室研究中,我们用完成学习必需的训练时间(或者重复次数)来衡量一项学习任务的难度。如果一项任务需要更多的重复训练才能完成,它的难度就更高。我更倾向于称其为"费力的"任务。我们在研究中发现,那些费力的任务更有助于新生神经元存活。[11]不过前提是你真的从中学到了东西。借用前面医学院的类比,在看病的时候,我只会相信那些在医学院努力学习、成功通过考试的医生!

运动与学习,双重驱动大脑活力

回到 20 世纪 90 年代,我们当时竭尽全力研究大脑中的新生神经元,其他一些实验室也在做同样的工作。圣迭戈的一个研究团队发现,体育运动能够促进神经发生。在他们的研究中,小鼠可以在一个轮子上奔跑,这种跑步轮很像我们小时候养仓鼠时用到的装置。小鼠在运动方面的偏好和人类不同,它们很喜欢跑步。只要有机会,它们每天都会跑上好几千米。有人曾在森林里放置过一个跑步轮,发现各种动物(大部分是啮齿类动物)都试图钻进去使用它。它们真的在跑!让我们回到这项研究本身。经过几周在跑步轮上的奔跑,实验小鼠的海马中出现了更多的新生神经元。[12] 这份报告发表后,世界各地的许多实验室停下了手头的工作,转而研究跑步。科学家们都喜欢研究运动,哪怕他们自己并不运动!

事实证明,并非所有类型的运动都能促进神经发生。运动需要费力。这里的费力主要体现为有氧运动。有氧运动的确"需要"氧气,当心脏快速跳动时,更多的氧气会进入血液,然后进入肌肉和大脑。与之相对,无氧运动则不需要氧气。常见的无氧运动包括举重和散步。在一项我非常喜欢的研究中,有几组大鼠在跑步机或跑步轮上进行有氧运动,一组大鼠则进行可被视为抗阻训练的运动,还有一组大鼠进行高强度间歇训练(HIIT)。在训练结束后,相比抗阻训练组和 HIIT 训练组,有氧训练组的大鼠产生了更多的新神经元。这并不是说其他种类的运动没有用。总体而言,进行抗阻训练的大鼠躯体力量得以增强,进行 HIIT 训练的大鼠产生了较多的新生神经元，但不如持续进行有氧运动的大鼠那么多。总体而言，长时间的有氧运动最有利于促进海马生成新神经元。

那么对于人类呢？有氧运动是否能促进人类的海马产生更多的神经元？这很难说。目前我们并没有一种技术可以辨别活体大脑内的新生神经元，因此这类研究只能提取死者的身体组织进行，例如前面我提到过的抑郁症研究，或者通过其他间接的方式寻找证据。例如，有研究者招募了一些平时没有运动习惯的人，请他们在跑步机或椭圆机上进行每周4次、持续12周的运动。[13]对照组则不做任何专门的运动。在此之后，持续运动的实验组被试，其海马齿状回的血流量显著增加，这正是新神经元产生的地方。神经元和我们体内的其他细胞一样，都包裹在毛细血管里面，并通过血管获得氧分和营养物质。没有血供，细胞就无法分裂，甚至无法存活。我们无法确定运动者的大脑是否真的产生了新的神经元，但考虑到这个脑区的血流量增加，神经发生还是很有可能存在的。

科学证实，人脑新生神经元的意义

作为科学家，抱有怀疑态度是件好事。这正是我们接受科学研究训练的目的。成年人的大脑产生了新神经元，这种观点从一开始就遭到了强烈质疑，部分质疑的声音一直持续至今。不过，随着越来越多的研究被发表出来，科学家们也逐渐开始接受一个前提，即人类的大脑终生都会产生新的神经元。[14]以人类为被试的第一项研究是在喉癌患者身上开展的。出于诊断目的，研究者向被试体内注射了一种能够标记新细胞的染料。在这些患者去世后，研究者在他们的海马中检测到了新的神经元。[15]

在近期的另一项研究中，一些罹患失智症的患者同意在死后捐献其遗体。对这些死者的研究表明，大脑内新生神经元的数量与记忆丧失的程度存在相关：在死亡时认知能力丧失最严重的患者，其新生神经元的数量也最少；那些认知能力丧失较轻微的患者则保留了更多新生神经元。[16] 再强调一遍，直到现在，神经科学家尚不能对活人大脑中的新生神经元进行"计数"。在这种新的研究方法出现之前，我们还无法确定地回答以下两个问题：成年人体内是否存在新生神经元？这些新神经元在多大的范围内存在？不过我们也要明白，新生神经元并不意味着一切。它们只是一些细胞，为了使其存在更有意义，我们必须学会如何充分利用它们。

身心训练：神经元的生成途径

自从在成年人的大脑中"重新发现"新生神经元以来，已经过去了20多年。我们对这些新生神经元有了多少了解呢？目前已知它们似乎只出现在海马等少数几个脑区。相比原有的神经元，这些新生神经元的数目较少。但它们还是显得与众不同，因为它们是新的！正因如此，这些神经元对当下发生在物理和心理意义上的事件格外敏感。如前所述，诸如有氧运动这样的体育活动能够增加新生神经元的数量,而涉及学习的心理活动能够让更多的新生神经元存活下来。那么问题来了:如果我们把这两类活动结合起来会怎么样?其效果会比只从事其中的一类活动更好吗?德国科学家格尔德·坎佩曼(Gerd Kempermann)及其团队试图通过一项针对小鼠的研究来回答这个问题。[17]

在为期约一个月的时间里,第一组小鼠被置于一个"丰富的环境",其中有新的玩具、其他的动物、多样的食物等等。第二组小鼠的生活环境较为单调,但它们可以在跑步轮上奔跑。第三组小鼠既有丰富的环境,也有跑步轮;它们在跑步轮上跑了10天,然后进入丰富的环境生活一个月。研究者在此之后发现,相比于只跑步或只生活在丰富环境中的小鼠,两种条件都具备的第三组小鼠在海马中保留了更多的新生神经元。因此,至少对小鼠来说,这个问题的答案是肯定的:**为了产生和保留新神经元,最好的办法就是长期同步训练大脑和身体。**

同时进行脑力和体力训练能带来什么好处?如果你看过热门的电视节目《美国忍者勇士》(American Ninja Warrior),你应该能想象出这样的场景:选手们站在一个巨大的、旋转的木轮上,试图保持平衡。随着轮子转得越来越快,选手们保持站在上面也越来越难,最后大多数选手都会掉进水里。不过通常总会有一两个优胜者出现。他们学会了长时间站在轮子上,于是进入下一轮挑战。这样的活动可以让身体和大脑同时参与到一些严肃的学习任务中。神经科学家达尼·库利克(Dani Curlik)和我参照这个节目创意,为大鼠设计了一套装置,要求它们学习在一根滚木上保持平衡。滚木一开始转得很慢，之后逐渐加速。[18] 在习得了这项新技能之后，大鼠的海马中保留了更多新生神经元。不过，若这根滚木始终转得很慢，大鼠就没有太多新东西需要学，许多新生神经元也就不会存活下来。因此，你必须让学习足够费力，这样才能让新生神经元存活下来。我们大多数人都不会登上"忍者勇士"的舞台，但我们可以让大脑和身体都参与到某些训练中去。

保持必要难度，大脑成长的策略

有充分的证据表明，持续的脑力和体力训练可以改变大脑的结构。这种改变至少部分是通过增加海马中新生神经元数量的方法实现的。不过，这些新生神经元只占海马颗粒细胞中很小的一部分，相比整个大脑的神经元来说更是微不足道。大脑中的绝大多数神经元都不会再生，话虽如此，这些新的神经元还是会与旧有的神经元建立新的连接，并导致旧有的神经元之间增加更多的连接，如此反复。正如我在之前所说，学习能够强化神经元之间的物理连接，无论这些神经元是新生的还是旧有的。因此，脑力和体力训练引起的神经发生具体会对人类大脑产生怎样的影响，我们很难有确切的答案。即便我们假定这种神经发生确实重要，那也需要我们付出足够时间和努力。每个月玩一次新的字谜游戏，或者每隔几周去健身房的跑步机上训练一次，是不足以让海马结构产生显著变化的，更别提对大脑整体产生影响了。若要引起大脑更深刻的变化，我们必须付出多方面的努力，并持续在这件事上用心。

第 7 章 日常挑战与大脑适应

接下来我们要考虑一下，作为个人，我们该如何强化自己的大脑。我们尤其应当考虑那些符合"必要难度"的挑战。这个术语指代一类能够让学习更加费力的脑力活动。[19] 间隔训练是一种有效的做法，即把相同的信息分散到更长的时间跨度中进行练习。这样的训练能够让大脑有更多时间来整合并记住学习材料。另一种可取的做法是自我测验，即在没有任何线索的情况下出题"考"自己。在学校里，我们经常把这种自测与闪卡学习联系在一起。这样做之所以有效，是因为它为大脑提取信息制造了困难。让大脑工作更费力的第三种做法，是在同一时间交错进行多种不同类型的练习。例如，不要一次只学习一个主题，而是同时学习多个主题。

某些包含必要难度的挑战似乎有助于神经发生和学习。在实验室环境中训练大鼠学习一项新任务时，如果两次尝试的间隔足够长，大鼠的学习效果往往更好，海马中存活的新生神经元也会因此而增加。如果大鼠交替接受不同的训练任务，且成功完成学习，存活的新生神经元似乎也会增加。[20] 但这只是实验室研究的结果，我们在现实生活中的学习难度往往低于必要难度。实际上，人们更喜欢在一段时间里集中学习，而不是间隔学习。这是因为集中学习的难度较低，哪怕它会导致记忆效果变差。很少有人会一边学习一门新的外语，一边学习演奏一种新乐器，同时还要学习一种新的运动技能。即使努力同时学习这三种技能，我们中的大多数人最终也会到达一个平台期，然后就会对后续的训练感到厌恶。[21] 不过这种对自身学习能力极限的挑战，还是可以让我们的表现更上一层楼。而且，如果这样的学习长期持续，我们的大脑确实也有可能得到强化。

学习的本质，生存复原力的关键

让我们回到前面有关抑郁症患者海马的研究。[22] 回想一下，长期抑郁的人，其海马齿状回在死亡时明显缩小，其中的神经元数量也明显变少。但这项研究并未止步于此。在这些被试去世前，研究者曾要求他们回忆并报告早年的创伤，特别是父母去世或离异导致的分离，以及性虐待或躯体虐待。结果表明，在童年时期经历过这类创伤的被试，其海马齿状回相比其他被试更大，其中包含的神经元数量也更多。这些神经元不一定都是新生的，它们可能是数年、数十年积累的结果，其中的很大一部分可能在出生时就已经存在。这一点非常重要。

还有很重要的一点是，并非所有被试都罹患抑郁症，即他们的大脑在一定程度上对其应激和创伤性经历做出了补偿。总体而言，这些研究结果表明，有创伤性记忆并不一定会导致抑郁，也不必然导致神经元数量减少。拥有较多的神经元或许有助于提高我们的复原力水平，反之亦然。

如今复原力已经成了一个热门话题。大家讨论了那么多，究竟什么是复原力呢？**通常来说，我们将复原力定义为"从生活的困难或挑战中迅速恢复的能力"。**或许正是这种能力帮到了我父亲。后来他虽然再也不能像年轻人那样一蹦一跳地走过街头，但他对自己的生活非常满意。他很有复原力，还有，他最后活到了很大的岁数。

1. 日常创伤对大脑造成的伤害最不可逆，尤其是自杀等极端事件对大脑的解剖结构有长期持续的影响。

2. 海马与抑郁症关系紧密，研究发现，抑郁症患者的海马齿状回神经元数量减少，且自杀患者的减少更为严重。抑郁症时间越长，海马颗粒细胞数量就越少。

3. 成年人的大脑会产生新生神经元，这一过程被称为神经发生，神经发生的发现改变了人们对大脑稳定性的传统认知。

4. 学习能使新生神经元免于死亡，并长期存活。

5. 有氧运动能促进神经发生，增加海马中的新生神经元数量，且脑力和体力训练的结合能更有效地产生和保留新生神经元。

6. 学会掌控环境有助于新生神经元的存活，相比被统治的大鼠，掌控环境的大鼠的海马中有更多新生神经元。

7. 间隔训练、自我测验和交错练习等必要难度的挑战有助于神经发生和学习，这些挑战能让学习更加费力，但也能让大脑得到更深刻的强化。

8. 拥有较多的神经元可能有助于提高复原力水平，帮助个体从生活的困难或挑战中迅速恢复。

9. 成年人的大脑产生新神经元的观点最初遭到质疑，但随着研究的深入逐渐被接受，人类大脑终生产生新神经元的观点得到了越来越多的研究支持。

第 8 章
应对应激与创伤的治疗方法

> 我无惧狂风暴雨,因为我正学着如何驾驭自己的船。
> ——路易莎·梅·奥尔科特(Louisa May Alcott),《小妇人》

如果你曾经遭受严重的创伤,那么你或许有过求助的经历,对各种疗法也有所了解。但还有很多人并没有主动求助:一些人没有意识到自己需要帮助,另一些人不知道如何获得帮助,还有一些人纯粹是负担不起这笔开销。在本书的这一部分,我将介绍一些被广泛接受的关于应激和创伤的治疗方法。很遗憾,其中只有少数几种疗法得到了科学证据的支持。由于有证据支持这些疗法的效果,它们也被称作"循证疗法"。[1] 这些疗法都经过了临床试验的验证。我们会用临床试验来检验某种疗法的效果,将其效果与另一种疗法进行比较,或者与未接受任何治疗的对照组进行比较。如果疗程足够长,这些疗法应该可以对各种症状产生短期和长期的疗效。更重要的是,这些疗法都是在受控的环境下、由训练有素的专业人士实施的。也就是说,它们是安全的。此外,这些疗法还应该相对容易实施和推广。我们就从最广为接受的循证疗法开始谈起吧。

暴露疗法：直面创伤性记忆

对创伤的治疗往往涉及暴露：通过某种形式，直接引发来访者某些不快的记忆。这类疗法因而被称为"暴露疗法"（exposure therapy）。暴露疗法多用于动物学习，即对动物以及人类的学习机制的研究。信不信由你，这类研究可以一直追溯到伊万·巴甫洛夫（1849—1930）的年代。我相信你一定听说过"巴甫洛夫的狗"，也许你还听说过巴甫洛夫的"经典条件反射"。大多数人听到这些术语时，都会想起反射，即一些并不怎么有趣的基本行为反应。也许有些人只会想到狗。我曾经担任过"巴甫洛夫协会"主席一职，这是一个专门研究学习的协会。当我把这个新头衔告诉我妈妈的时候，她问我这是不是一份负责养狗的工作！不过，"巴甫洛夫的狗"的确是个很有趣的典故，而且该理论对心理学影响深远，这些影响惠及了那些受过创伤的人。

巴甫洛夫生长于苏联，并在苏联被培养成为一名生理学家。他最初对唾液分泌感兴趣，打算弄清楚唾液在食物进入口腔后是如何分泌的。他的一名技术员每天都会走过大厅，给用于研究的狗送食物。有一天巴甫洛夫留意到，在食物送来之前，狗的嘴里已经开始分泌唾液了。这怎么可能？食物还在路上，并没有送到，怎么会导致狗的唾液分泌呢？巴甫洛夫做出推断，狗一定是预感到了食物即将到来。它们习得了一个规律：穿白大褂的人出现意味着食物即将出现。在这一开创性理论被提出后，科学家们进行了成千上万项研究，这些研究揭示了我们的一种习得能力：将不同时间发生的事件联系起来,并以此对未来做出预测。

这种学习方式被称为"巴甫洛夫条件反射",我们正是通过这一机制习得恐惧的。以一位遭遇车祸的女士为例,她正驾车在路上行进,或许同时在听新闻或音乐,想着当天自己要做的事。就在这时,一辆车忽然闯红灯,从侧面撞了过来,导致她的车完全报废。她虽然幸免于难,却再也不复以往:她不敢再驾车,甚至不敢再乘车。在更极端的情况下,她不敢再出门。简而言之,这位女士已经习得了一个规律:驾驶车辆会引发她的恐惧感,这种恐惧感与她在车祸时体验到的相同。当她下一次准备驾车时,这种恐惧感会提醒她过去发生的车祸,使她感到害怕。她想得越多,就会越害怕。于是她开始回避驾车的行为。这种恐惧可能是非理性的,但在感受层面上真实存在。此刻她的大脑中存在着一种将汽车和恐惧感联系起来的记忆。

我们要如何应对大脑中的这类记忆呢?我们能否摆脱这种记忆的影响,或者至少摆脱恐惧感的影响?巴甫洛夫为我们提供了解决之道。他发现了一种叫作"消退"的心理过程,我们就用他对狗的实验来阐述该过程。他的狗绝对确信,当看到穿着白大褂的人端着碗走过大厅时,自己就会得到一些食物,所以它会开始分泌唾液。但是,如果狗看到了那个人,食物却没有出现,又会怎么样呢?一开始,狗表现出了沮丧,因为它没能得到自己期待的食物。后来,它一次又一次看到那个人,而食物始终没有出现。如此反复之后,狗终于意识到食物不会出现了。它的大脑习得了新的规律:穿白大褂的人不能预示食物的出现——于是,它不再分泌唾液。这个学习过程就被称为"消退学习"。狗并没有忘记食物，也没有忘记食物与穿白大褂的人存在联系，它只是学会了不再对穿白大褂的人做出反应。这一点非常重要。狗的大脑中仍然保存着将穿白大褂的人与食物联系起来的记忆，但它已经产生了新的记忆。在新的记忆中，这个人与食物并无关联。

让我们回到那位因车祸而遭受创伤的女士的例子。在这个案例中，我们应该如何帮助她重新走出家门，重新回到自己的驾驶座上呢？一种方法是对她的大脑进行训练，让她习得新的规律：并非所有的车都会出车祸。也许她可以先看一段视频。在视频中，阳光明媚，人们都开心地驾驶着汽车。她也可以先看一些照片，照片上是从前的她正在驾驶自己的汽车。接下来，她可以在朋友的陪伴下开车在家附近兜风，或者只是搭乘一辆汽车在家附近绕两圈。之后，她也许能够自己一个人开车出门。最后，她也许能够开车穿过自己出车祸的那个街口。

以上这些体验都是所谓"暴露"。就像巴甫洛夫的狗一样，这位女士需要为自己创造新的记忆。在这些新的记忆中，汽车与车祸并无关联。她对驾车的恐惧，甚至对在事故现场附近驾车的恐惧，应该都会随新记忆的产生而消散。她在将自己暴露于某些旧有记忆的同时，创造了与事故无关的新记忆。就这样，通过反复的暴露，她的恐惧程度会慢慢降低。不过需要注意的是，我们不能自行实施这样的疗法。这类疗法的学名叫作"延长暴露疗法"（Prolonged Exposure, PE），它必须由受过专业训练的执业者（如心理治疗师或精神科医师）实施。

回顾疗法：审视与理解创伤

PE 的提出者是著名心理学家、宾夕法尼亚大学教授埃德娜·福阿（Edna Foa），[2] 我在耶鲁大学的一场学术会议上见过她。与会的演讲者们都住在一家古色古香的民宿里。我们刚刚安顿下来，福阿博士就风风火火地走了进来。她戴着一条长围巾，穿着飘逸的连衣裙，她特殊的气场顿时给整个房间带来了不同的感觉。福阿博士在 20 世纪 80 年代提出相关理论，认为 PTSD 是由大脑中的创伤性记忆引起的。她关注的焦点在于，人们能否像巴甫洛夫的狗那样，通过新的学习产生消退。当有创伤性记忆的人反复将自己暴露于事件相关记忆时，他们会开始用一种恐惧程度较低的反应替代先前的恐惧感。仍以前面遭受车祸的女士为例，最后，她会产生对汽车不再感到害怕的新记忆。她用这种新记忆取代了原有的创伤性记忆，以及车祸发生时的感受。换句话说，她习得了一些新的规律。

治疗师在使用 PE 时，通常会对每个来访者进行 10～12 小节的治疗，每个小节持续 1～1.5 小时。在最初的几个小节中，治疗师会向来访者介绍相关背景信息，治疗师可能会谈及对创伤的通常反应，并教来访者使用一些简单的方法处理应激，如呼吸训练（这些方法不会在后续的治疗过程中用到，但可以用于日常生活）。在接下来的几个小节中，治疗师会有目的地将来访者暴露于可怕的记忆中，要求来访者回忆当时发生了什么，并将当时的事件大声说出来或写下来。在某些情况下，如果来访者可以回到事发地，且这样做不至于造成明显的伤害，治疗师还会要求来访者"故地重游"。

最后几个小节主要用来帮助来访者对未来做好准备。来访者将回顾自己在治疗过程中的进步,并探索防止创伤复发的策略。来访者尤其需要考虑在扳机事件(导致自己回忆起事发时恐惧体验的事件)再次出现时,自己应当如何应对。治疗过程不会一帆风顺。将自己暴露在记忆中意味着来访者愿意对他人讲述相关细节,并以某种方式复述和记录这些细节——可能以口头形式,也可能以书面形式。但是,由于事件已经过去,要还原所有相关记忆并不容易,要想在真实世界中实现这一目标也很难。PE 是一套完整且体系化的治疗方案,因此治疗师必须接受系统培训。

PE 在现实世界中是如何起效的呢?要找到直接证据并不容易,这一点不言自明。在一项研究中,研究者招募了一些曾被性侵并产生多种 PTSD 症状的女性来访者,为她们提供每周 2 小节、每小节约 60 分钟的治疗。在最初的几个小节中,来访者陈述了当时的场景或者与创伤相关的扳机事件。在接下来的每个小节中,研究者要求来访者想象创伤性事件,并且逐渐靠近那些真实的记忆。研究者随后要求来访者大声描述具体的事件细节,并且要使用现在时态——仿佛这些事件正在当下发生。可想而知,这个过程会令人感到痛苦,并会对人的情绪造成严重扰动。绝大多数来访者都不想重温与创伤相关的记忆,更不用说实时再现这些记忆了。

没有人会愿意再次体验过往的恐惧,但恐惧是治疗中的有效因子:如果不重温这些恐惧,它们就不会消退,至少理论上如此。接下来的部分就更艰难了。研究者会将上述治疗过程录音,并要求来访者每天一边重温,一边想象自己的暴露过程,至少每天要听一遍。研究者还要求来访者每天自己主动进行至少 45 分钟的行为暴露。尽管这种行为暴露通常不需要来访者真的重返性侵现场，或者观看施暴者的照片，但这个过程还是极具挑战性的。PE 实施起来很难，但确实有效。

PE 存在其他变体。不过各种变体都要求来访者重新激活过往的恐惧，至少是记忆中的部分恐惧，并且必须在安全的环境下多次重温恐惧。要想让可怕的记忆消退，多次、反复地激活记忆是不可或缺的。正因如此，我们才称这种疗法为"延长暴露"。记忆是非常顽固的，不会轻易消退。还记得巴甫洛夫的狗吗？你可能会认为，只要有几次得不到食物，狗在看到拿着碗的人时就会"忘记"分泌唾液。这是不可能的。人们必须一再重复训练，才能让狗做到这一点。要知道，即使狗已经习得新的规律，不再对那个人分泌唾液，只要之后有一次看到那个人手拿食物，它就会马上再次分泌唾液，而且往往比之前分泌得更多。和巴甫洛夫的狗一样，人也会很快回到印象最深的记忆中去。还是以那位遭遇车祸的女士为例，她或许已经康复，能正常地驾车穿行在城市中。然而，她突然看到有人闯红灯，于是可怕的记忆再次涌现，仿佛它们一直潜伏在她的体内，只消一个诱因就会发作。

时间并非总能治愈一切。很多年前，我在课堂上遇到过一位年轻的女士。她在课后找到我，看起来非常难过，想要和我谈一谈。她在高中时曾和姐姐一起去参加一场家庭聚会。一个陌生年轻男人把她带到卧室里，并对她实施了强暴。她从未对任何人谈及此事，甚至连她的姐姐也不知情。她在高中毕业前一直躲着那个施暴者。

上大学时,她在心理咨询中心接受了大约 10 个小节的 PE 治疗。

后来有一次,她在假期回到家乡,去商场购物,转过一个弯后,她忽然看到那个施暴者就站在那里,正盯着一家商店的橱窗。在看到他的一瞬间,她呆若木鸡。朋友们都不知道她出了什么事。她立刻回了家,并且因为恐惧而出现了身体不适。过了这么多年,一看到那张脸,她的记忆和相关的恐惧感就被唤起了。可怕的记忆尤其顽固,它们无法被抹去。甚至很多人无法完成 PE,多达 1/3 的来访者会中途放弃。PE 确实有效,但的确需要来访者付出相当多的努力、勇气和决心。有时,治疗的痛苦超出了人所能承受的范围,这是完全可以理解的。

处理创伤性记忆:迈向康复

与 PE 相关的一种新疗法叫作"认知加工疗法"(cognitive processing therapy, CPT)。这种疗法由杜克大学的心理学家帕特里西娅·瑞西克(Patricia Resick)首创,最初用于治疗遭受过性侵的来访者,不过现在已经被推广用于有各种创伤性经历的人群。[3] 和 PE 一样,CPT 也是一种循证疗法。治疗师会要求来访者聚焦于生活中的创伤性事件,并以口头形式(有时也以书面形式)回顾事件的细节,这一点与 PE 相似。不过相比之下,CPT 治疗师会更聚焦于来访者的观念。如前所述,许多人会因为过去发生的事而自责,这些观念会导致创伤症状的长期持续,如抑郁和焦虑。

CPT治疗师会用几个小节与来访者讨论PTSD和创伤相关症状，然后要求来访者详细叙述围绕创伤发生的各种事件并思考这些事件可能的诱因。因此，在接受CPT治疗的过程中，来访者将重温创伤性记忆，并在治疗师的引导下探索自身在创伤性事件发生前和此时此刻的观念。治疗师会鼓励来访者承认这些观念层面的转变，并以苏格拉底式的方法提问。例如，当事人在创伤性事件发生前可能会感到很安全，但现在不再相信自己是安全的，或者他们会认为这就是自己造成的。治疗师会质疑这些观念，并为来访者布置"作业"，要求来访者在家完成一系列任务。

我在前面提到过一位名叫梅兰妮的朋友。她或许会认为自己本能够阻止父亲的朋友伤害她，哪怕她当时只是个孩子。在CPT的治疗过程中，她可能会产生一种新的觉察，即过去所发生的一切绝非她的错，她根本无法阻止对方的行为。在此过程中，来访者可能会减轻内疚和自责，在之后的生活中也会增进对他人的信任。究其根本，来访者在治疗过程中将会学到新的心智技能，这些技能可以帮助他们意识到并重新评估自己现在的思维模式，包括与创伤性事件相关的负性思维和不合逻辑的观念。来访者还会学会接纳恐惧，其恐惧的程度也会因此减弱。治疗的目标并非改变过往记忆，而是让来访者更充分地融入当下，并更好地掌控未来。

在实际操作中，CPT的治疗过程与PE类似，一个疗程包括12小节，每周进行1~2个小节。治疗过程从介绍相关背景知识开始，然后针对记忆开展相关工作。与PE一样，CPT治疗中也有"课后作业"，如填写认知工作表和写叙事日记，其目标在于让来访者在治疗室以外习得新的心智技能。CPT 的"作业"任务比 PE 轻松，但还是需要来访者付出相当多的时间和精力。正如我们在生活中的大多数事情一样，一分耕耘，一分收获。

哪种疗法更有效？全面解析

我们会产生这样的疑问：聚焦于创伤的疗法是否有效？这些疗法是否有优劣之分？有一项研究对比了 PE 和 CPT 两种疗法的疗效。该研究中的被试都是遭受过强暴的女性，创伤发生的时间包含从研究开始前 30 年到前 3 个月。[4] 被试约 170 人，其中近一半遭受过两次强暴，许多在儿童时期就遭受过性虐待，并且所有被试都被诊断为 PTSD。因此，她们都存在侵入性思维、焦虑和高唤起[①]，并常常陷入对创伤的反刍思维。大约 1/4 的被试在首次治疗时就爽约，或者在研究过程中放弃。每种疗法的被试各有约 40 名。该研究中使用的疗程设置均为每周 2 个小节，为期 6 周。所有参与研究的治疗师都接受了这两种疗法的培训，遵循 PE 和 CPT 的创始人（福阿博士和瑞西克博士）制定的规范进行工作。在疗程结束后，大多数被试不再符合 PTSD 的诊断标准，且治疗效果在 9 个月后仍能维持。

参与该研究项目的获益超出了这些被试的预期。此外，被试的抑郁症状也大幅减轻。接受两种疗法治疗的被试的内疚感都有所减

---

① 指强烈和长时间自主神经兴奋，伴有对环境刺激保持过度警觉的一种精神病理状态。——编者注

轻,其中 CPT 对某些特定思维过程的效果更好。这两种疗法都对被试产生了效果,并且其效果与最近一次创伤发生的时间无关,哪怕创伤发生在 30 年前!有鉴于此,任何以为创伤发生的年代过于久远、觉得现在求助"为时已晚"的人,都应该改变想法了。

在想象中将自己重新暴露于创伤性记忆,是如何帮助人们在现实中获得成长的呢?创伤性记忆是强烈且难以磨灭的,但往往也是杂乱无章的。人们之所以不记得过去发生的某一部分事件,要么是因为他们不想记住,要么是因为在事件发生时记忆编码不佳。我们必须谨记:大脑对创伤做出反应需要时间,并且常常直到事件接近结束时才会被完全激活。之后,案主往往会一遍又一遍地重温那些记忆,尽管其中的许多细节并没有被很好地记住。某些内容会反复出现,并泛化成其他相关的观念,这些观念更侧重于对所发生事件的自责和内疚。这就好像案主在试图理解发生了什么,却完全做不到。莉莉·布朗(Lily Brown)博士是宾夕法尼亚大学的临床心理学家,也是研究 PTSD 的专家。在她看来,"暴露疗法有助于让记忆更有条理"。我很喜欢这种对创伤治疗的思考方式。大多数人都不喜欢重温创伤性记忆,但在安全的环境下反复这样做是有好处的:它能帮助我们整理记忆,并促进复原。

其他治疗取向:多元化的选择

既然我们谈到了巴甫洛夫,那么不妨再谈谈西格蒙德·弗洛伊

第 8 章 应对应激与创伤的治疗方法

德。作为精神分析和"谈话疗法"的创始人,弗洛伊德比巴甫洛夫晚出生不到 10 年。与巴甫洛夫一样,弗洛伊德起初并非一名受过训练的心理学家,他早年接受的是医学方面的训练。在此期间,他积极关注创伤和创伤性记忆。弗洛伊德考虑到了这样一种可能性,即那些最痛苦、最严重的创伤性记忆之所以很难被人们有意识地想起,是因为它们储存在人类的无意识之中。他使用了谈话疗法和释梦来"复活"这部分记忆,并将其带入意识领域。精神分析并不在大多数当代心理学家的关注范畴内,但弗洛伊德的思想遗产仍在,其做法也得到了一些后继者的发展。20 世纪 90 年代,我刚刚开始教授心理学,那时我很少提到弗洛伊德,也不太相信精神分析或者广义上的心理动力学疗法[1]。但经过这么多年,我逐渐开始欣赏他的学说及从中衍生出来的一些其他疗法。

一个很好的例子是"空椅子技术"[2]。治疗师首先会拿出两把椅子,每把椅子代表一个身份——可以是一个具体的人,也可以是一种特质或观点(比如两个意见不一致的人)。治疗师要求来访者坐在其中一把椅子上,讲述自己的创伤或担忧。如果来访者在谈话过程中表现出另外一个身份或另外一种观点,治疗师就会要求来访者坐到另一把椅子上,并且站在另外一个立场进行表述,如此往复。这个过程能帮助来访者整合不同的视角和观点。空椅子技术相当复

---

[1] 又称"精神分析疗法",是一种基于精神分析理论的疗法,旨在探索患者的内心需求、情感冲突和早期童年经历对其当前心理状态的影响。——编者注
[2] 这种技术的目的是帮助当事人全面觉察发生在自己周围的事情,分析体验自己和他人的情感。

杂，要求治疗师训练有素，且已经与来访者建立很好的关系。这是因为一旦来访者感觉到自己能够自由地重现过往，就有可能表达出更强烈的情绪。不过随着时间的推移，来访者将学会在一个更大、更连贯的背景中看待创伤，这将有助于其整理记忆。

这里我要讲一个我听说过的案例，案主是一位名叫马克的男子，他的童年相当坎坷。我们很多人觉得天经地义的各种生存资源，包括食物和住所，在马克的生活中都是缺失的。他的哥哥对待他的方式也非常糟糕，说是虐待也不为过。成年后，马克仍然对哥哥满腔怨怼，难以释怀。后来他接受治疗，并坐上了"空椅子"。当马克在想象中对坐在空椅子上的哥哥表达感受时，他意识到自己可以勇敢地面对哥哥及其霸凌行为。当他坐到另外一把椅子上的时候，他也学会了从哥哥的角度看待问题。马克将自己的童年记忆按照时间顺序重整，并将其与相关背景联系在一起。毕竟哥哥和他一样，也是在相似的贫困环境中成长起来的，而且还要在母亲外出工作时负责看家。在治疗期间，马克在两把空椅子上来回交换位置，学会了用一种更连贯、更有条理的叙事方式来看待自己的过去。经过这样的治疗，马克既学会了共情自己，又学会了共情哥哥。

基于躯体的治疗：身心的融合

回到 2000 年前后，我当时正在为博士研究生班教授一门研讨课程。这些博士生基本就读于临床心理学专业，其中大多数人都在学习现代的治疗取向，特别是 PE 和 CPT。不过他们也明确表示，希望多了解一些刚刚出现的新的治疗取向。这些新取向不仅关注思想和行为，还关注躯体感受。其中最著名的一种（直到今天也还是很出名）莫过于"正念减压"（Mindfulness Based Stress Reduction, MBSR）。这套治疗体系由马萨诸塞州立大学的高产作家、临床心理学研究者乔恩·卡巴金（Jon Kabat-Zinn）首创。[5]

卡巴金年轻时研究过冥想技术，并将其改造为适合在医院使用的技术。在此过程中，他去掉了冥想中包含的大部分宗教或文化衍生元素。他的训练内容主要是打坐、行禅、瑜伽，以及其他有助于增强本体感受的活动。MBSR 有助于减轻包括焦虑在内的一些症状，但并非专门针对创伤治疗而开发。MBSR 也不是一种心理疗法。它不是由治疗师与患者以面对面的方式实行的，而是由一名主持者示范并带领练习。MBSR 的初衷不是"治疗"特定的疾病或症状，而是降低压力。每个人都会体验到压力，也确实都需要减压。MBSR 需要患者将大量时间投入为期 8 周的训练中，参与者几乎每天都要训练。持之以恒练习冥想并不容易，因此参与者必须高度投入。不过人人都可以练习冥想，而且大家通常都很喜欢冥想。如果你喜欢做一件事，就更有可能主动投入其中。

继 MBSR 之后，以冥想和躯体为主要焦点的治疗方法如雨后春笋般出现。[6]其中最流行的莫过于那些整合的疗法：这些疗法整合了传统的认知疗法取向和躯体治疗手段。认知疗法取向旨在识别和重评适应不良的思维和观念，躯体治疗手段主要包括冥想、瑜伽和一些其他以躯体为中心的技术。

基于正念的认知疗法（Mindfulness-Based Cognitive Therapy，MBCT）和辩证行为疗法（Dialectical Behavior Therapy）就是其中的两个典型代表。我鼓励大家多去了解和体验现有的各种治疗方法。我们总是会自然而然地倾向于使用那些最吸引人或者看上去最简单的疗法。但考虑怎样的疗法更适合自身状况，这一点同样非常重要。

药物控制：缓解症状的手段

如果有一种小药片，吃下去就能让我们摆脱不想要的观念或记忆，那该有多好啊！遗憾的是，到目前为止这样的药还不存在。不过，的确有一些药物能够帮助我们缓解与创伤性记忆相关的症状，特别是 PTSD 的症状。例如，许多 PTSD 患者都会感到焦虑，因此医生常常给他们开具抗焦虑药物的处方。常见的抗焦虑药为"苯二氮䓬类药物"，这类药物能够增强大脑中 γ- 氨基丁酸（GABA）的作用，而 GABA 是大脑中主要的抑制性神经递质，它能够降低神经元的兴奋度。

可想而知，苯二氮䓬类药物能够有效地缓解焦虑，但同时也会影响一些其他思维过程和行为。例如，某些苯二氮䓬类药物能够放松肌肉，因此也常被用于治疗肌肉损伤，服用这类药物会导致身体无力等副作用。随着时间的推移，个体还会对药物产生耐受性，这意味着需要加大剂量才能实现同样的效果。这类药物如果与其他抑

第 8 章 应对应激与创伤的治疗方法

制大脑活动的物质（如酒精和阿片类药物）同时使用，就会对个体造成极大的危险。不过，如果能在医生的指导下服用，这类药物还是很有效的。

苯二氮䓬类药物在缓解惊恐发作方面尤其有效，这种症状会出现在一部分 PTSD 患者身上，他们会变得衰弱无力。在这种情况下，医生可能会指导患者在开始感到恐慌发作时立即服药，这种做法是合理的。对于某些病例，医生还会考虑提高用药频率。一位来自加拿大的名叫乔纳森的小伙子被诊断为广泛性焦虑症①，并伴有惊恐发作。他说：

> 我不相信吃药能真的带来什么帮助，但我知道我的焦虑确实存在。大多数人不会像我这样，每两天就体验一次撕心裂肺般的惊恐发作。服药后，我立刻感受到了一些变化。起初我对此不以为然，因为我非常反感药物，对任何声称能"治愈"的东西都保持怀疑。但随着时间的推移，我意识到自己对世界上的任何事情都不再感到焦虑了。

医生还会给一些有创伤症状的患者开具抗抑郁药的处方——准确地说，是"选择性 5- 羟色胺再摄取抑制药"（Selective Serotonin Reuptake Inhibitors, SSRI）。5- 羟色胺也叫"血清素"，是一种神经递质。它能够穿过神经突触，与突触后受体结合，将神经信号从一

---

① 属于以持续性焦虑症状作为突出特征的一类心理障碍，是其中的一种临床类型。——编者注

个神经元传递到另一个神经元。在正常情况下，多余的 5- 羟色胺会被吸收并重新储存起来。但 SSRI 类药物会促使 5- 羟色胺被重新释放到突触中。这类药物还能改变大脑的解剖结构，甚至刺激海马产生新的神经元。[7]

并非所有的抗抑郁药都作用于 5- 羟色胺系统。例如，一些药物会作用于去甲肾上腺素，这种递质是与肾上腺素一起从肾上腺和大脑中释放出来的。这类药物能够让患者感到精力更加充沛——这对抑郁症患者而言通常是一种福音。

精神类药物是否有助于治疗创伤相关症状，这一点在心理学领域目前仍存较多争议，在精神病学领域则争议较少。药物对一些患者效果良好，对另一些患者则效果不佳。无论药物具体对大脑产生了何种作用，一些患者在服药后出现的反应总是十分积极的——我们称之为"安慰剂效应"。安慰剂效应同样是由大脑介导出现的，只不过与药物本身的效果无关。无论如何，在使用精神类药物时，我们必须遵循医生和其他医务工作者的指导及建议。

治疗的准备与时机：不勉强、不拖延

针对应激和创伤的灵丹妙药是不存在的。一些疗法比另一些疗法更有效，一些疗法只对特定个体有效。一些疗法聚焦于思维、观念和记忆，如 PE 和 CPT；另一些疗法则主要聚焦于躯体，如 MBSR。还有一些治疗手段通过脑内的化学物质产生效果，如服用

第 8 章 应对应激与创伤的治疗方法

抗抑郁和抗焦虑药物。我不是精神科医师,无权开具处方,因此我必须承认,自己更偏好那些聚焦于习得新的心智技能的疗法。这些技能可以帮助人们识别自己的思维模式,找到新的方式与记忆共处,并且学会处理这些记忆引发的感受。但是在面对来访者时,我们必须综合考虑以上所有方法。[8]

我们总是能不断找到新的干预手段,例如,各种电子化应用程序和在线治疗如今已经非常普遍,人们对这些工具的需求也有所增加。事实上,已经有太多的干预手段可以纳入讨论,我并不打算在这里列举所有选项。每个人都应当找到最适合自己的疗法,而非任由自己被过多的选项绕晕。正如精神科医师克里斯托弗·费尔贝恩(Christopher Fairburn)博士常说的:"简单的做法比复杂的做法更值得推崇。与其在每一件事上都做得很差,不如把少数几件事做得很好。"[9]

在推荐针对创伤的心理疗法时,我们尤其应该保持谨慎的态度,并以慈悲为怀。我在写本书的过程中一度考虑将书名定为"准备回忆",因为我们的很多创伤性经历都与回忆有关。我和某位挚友谈到了这个想法。作为在生活中经历过许多创伤的人,她对这个书名表示反对。她说,对于有些事她并没有准备好去回忆。告诉人们应该忘记一些发生在他们身上的事,或许是比较容易的。但是,劝他们多想一想自己身上发生过的事,是非常糟糕的做法——我没有充分意识到这样做到底会造成多大的痛苦。我最终还是放弃了"准备回忆"这个书名,但背后的这个故事很好地提醒了我:在重温记忆时,每个人的感受可能是不同的。

1. 循证疗法是指经过临床试验验证、有科学证据支持的治疗方法。这些疗法包括延长暴露疗法和认知加工疗法。

2. 延长暴露疗法由埃德娜·福阿提出，基于巴甫洛夫的条件反射和消退原理。

3. 延长暴露疗法的治疗过程要求来访者在安全的环境下多次重温创伤性记忆，通常包括 10～12 个小节，每个小节持续 1～1.5 小时。治疗师会引导来访者回忆创伤性事件，通过反复暴露于这些记忆来降低恐惧感。

4. 认知加工疗法不仅关注创伤性记忆，还聚焦于来访者的观念和思维模式。

5. 认知加工疗法会引导来访者识别和挑战与创伤相关的负性思维和不合逻辑的观念，帮助他们减轻内疚和自责，增强对他人的信任。

6. 弗洛伊德的精神分析和谈话疗法，以及后来的"空椅子技术"，通过探索无意识和整合不同视角来帮助来访者理解创伤。

7. 基于躯体的治疗，包括如正念减压和基于正念的认知疗法，通过冥想、瑜伽等躯体活动来减轻压力和焦虑。

8. 药物治疗是通过服用抗焦虑药物和抗抑郁药物，帮助缓解与创伤相关的症状，但需要在医生的指导下使用。

第 9 章

绘制大脑训练地图

> 对神经发生的了解深刻地影响了我的生活方式。现在我意识到,我的大脑健康不仅源自我的过往,而且还受到我当下的经验和选择的影响。这真是再好不过了。
> ——来自弗朗西斯科的电子邮件

在大学本科期间,我每周都会开车去一家精神病院,先教授一节艺术课,再教授一节有音乐伴奏的动感健身课。我对那段日子的记忆已经有些模糊了,只记得有时来参与活动的病人很多,有时则人数寥寥。有时他们见到我很开心,有时则兴味索然。有时我感到自己帮助了他们,他们会好起来;有时我感到自己无所作为、无能为力。作为一名本科生,我对精神卫生几乎一无所知,对大脑更是知之甚少——当时的我以为仅凭自己的人格魅力,就足以治愈他人!

从那以后,我学了许多有关大脑的知识,也了解到临床工作者在面对饱受日常创伤的患者时,究竟是如何助人的。但有时我还是不禁要问：我们在这方面到底取得了多少进步？人们想要获得帮助仍然很难，很多人甚至不知道该如何求助。即使他们知道该如何求助，也往往求而不得，要么是因为太过昂贵，要么是因为耗时太久。我很惊讶地发现，有相当多的人根本不愿意尝试心理治疗，或者浅尝辄止，不肯继续。有一个人对我这样描述了其接受治疗的经历：

> 我记得自己坐在候诊室里，对周围的一切都感到极度敏感。扬声器里播放着轻柔的钢琴曲，然而这非但没能让我平静下来，反而让我感到更不适并且开始战栗。当治疗师终于叫到我的名字让我进入诊室坐下的时候，我的心跳开始加速，手臂出汗，两条腿不由自主地抖个不停。我坐立不安。我不想谈论我所经历的一切，尤其不想对着一个陌生人谈论这些事。我一直在想，要不要干脆站起来，不打招呼直接离开这间诊所。当我最终离开之后，我忍不住反复回想自己坐在诊室里的场景。我感到自己仿佛被困在了那一刻，根本无法想象自己还要再回去。

请不要误会我的意思。我提倡心理治疗，尤其提倡循证疗法和针对认知进行的治疗。然而，一些人可能会觉得接受治疗很不容易，坚持治疗也困难重重。我在上一章谈到 PE 时提到的问题就是很好的例子。更重要的是，大多数人直到真正发觉自己需要帮助或者真的发生了创伤性事件时，才可能会寻求专业人士的帮助。也许在此之前，我们可以先做一些事进行自助。

我们可以通过某种方式提高自己的复原力水平，降低自己的应激水平和削弱自己的绝望感，以便更好地渡过难关。或许我们还可以设法减少平时的反刍思维，这样一来，即使遭遇创伤，我们也能在大脑中少生成一些与创伤相关的记忆。我们需要一套训练计划，帮助我们应对已经出现和未来可能出现的问题。这个训练计划最好适用于每个人，无论其收入水平、性别、种族、年龄和具体需求如何。秉承着这样的初衷，我开发了一套计划，并称之为"大脑训练地图"，简称 MAP。

MAP 包含的要素实际上与我在心理学本科生阶段所学的内容并无太大差别，至少在"身心结合"和"训练大脑"这些理念方面如此。不过这套计划利用了我们目前为止对大脑研究的一些新进展，特别是关于大脑应对变化的能力和学习能力研究的成果。重要的是，MAP 并非一种临床上的疗法，其宗旨也并非取代常规的心理治疗或药物治疗。**MAP 是一套"强健"大脑的训练计划，就像健身一样。通过这套训练计划，我们可以更好地应对日常生活中的压力和创伤。**

MAP：心智与身体的双重训练

你可能还记得，我的实验室在研究中发现，学习可以防止成年人大脑中的新生神经元死亡。但并非任何形式的学习都有相同效果，想要提高神经元的存活率，学习任务必须足够"费力"，即难度足够高。[1] 在刚开始思考如何将上述规律应用于 MAP 时，我首先想到的是各种大脑训练任务中最难的一项任务，即 N-Back 任务。在这个任务中，你必须记住快速出现的一系列数字、字母或者图片，然后从顺序上最靠后（最新出现）的项目开始，逐个倒序回溯，尽可能地回忆起顺序上较靠前的项目。如果 N=2，你就要每次回忆最靠后的 2 个项目；如果 N=3，你就要每次回忆最靠后的 3 个项目。以此类推，随着 N 逐渐变大，难度也逐渐变高。显然，这项任务要求你高度集中注意力，并且需要进行足够多的训练。只有这样，你才能做得越来越好。

很遗憾，这个"游戏"并不怎么好玩。我让我的学生尝试完成这项任务，他们试了几天就放弃了。我同样试了几天，也放弃了。它的难度太高，并且很枯燥。然而，许多大脑训练"游戏"本质上都是如此。

后来一位朋友建议我尝试冥想。起初我对此嗤之以鼻，现在回想起来，我想我当时的感受其实是困惑：一方面，我认为冥想太"软"，不够科学，不适合我的大脑训练计划；另一方面，冥想似乎又太难，实际做起来很不容易，对我来说也是如此。最主要的是，我并不知道冥想究竟是什么。于是，我去做了一些功课。我发现冥想的确很难，确实非常费力，但它很有趣，并且是一种真实的学习体验。

最初，我接受的是一种被称为"禅定"（zazen）的冥想训练，这在临床领域也被称为"专注冥想"（focused-attention meditation），因为你必须将注意力集中在一件事上——通常是呼吸。在此过程中，你必须将注意力集中于呼吸，并数自己的呼吸。当心智开始游离的时候，你需要意识到自己正在走神，然后将注意力重新集中于呼吸，重新对呼吸计数。呼吸之所以有用，是因为它始终与我们同在，并且不断变化。另外，由于呼吸本身并不是多么有趣的事，因此你必须有意识地集中注意力。将注意力集中在一部好电影、一集精彩的电视剧或一个热搜话题，当然更容易。但这些都不是冥想，也算不上大脑训练。

坐禅：心灵的宁静之旅

有时人们认为冥想就是学会不去思考，但这并非重点，甚至不是我们能做到的事。恰恰相反，当我们处于静坐状态时，大脑正在学习一种新的心智技能。我们学习看清自己的想法，任它来，由它去，却不一定要受其影响。如果确实受到了影响，我们就要学着理解自己为何被其影响。通过这种训练，我们能够有效地了解自己在"一般情况下"花时间思考了怎样的内容，以及进行这些思考的频率。

我们中的大多数在大部分时间里都在思考自身：我们如何生存下去？即我们如何获得食物、住所、爱和安全感。但我们每天也会思考一些其他问题：我们今天晚些时候要做什么？我们可能会见到谁、想要见到谁、会想起谁？我们将要去哪里、想要去哪里？……这些想法中有许多都是重复的，我们一遍又一遍地思考这些问题。

其中一些问题具有启发性，信息量也很大，另一些则未必如此。

一位女士说，她打算去南非旅行。尽管她早就决定了要带什么东西，但还是忍不住在头脑中一遍又一遍地收拾行李。许多头脑中的日常想法会令人郁闷或焦虑，还有一些会让人耿耿于怀。这是我在前面章节中详细讨论过的反刍思维。许多反刍思维都与过往的记忆有关，我们急切地希望把这些记忆抛诸脑后。在冥想时，我们可以意识到自己未必需要跟随每一种想法，甚至不应该被大多数想法影响。我们要学着让某些想法"自生自灭"，对其不加干预。正如铃木俊隆[①]所言："让你的前门和后门保持敞开，让你的想法自由来去，只是不要为它们端茶倒水。"[2]

把你的头脑想象成一片浑浊的湖泊。当你专注于呼吸、练习冥想的时候，湖水就会逐渐变得澄澈。事实上，通过练习冥想，你可能会"看"到一个想法的源起：它是如何在你的大脑中逐渐形成的，直至成为现实，也许变成一个词、一个句子，或者一个故事。你可能会"看"到它试图唤起一段旧有的记忆，将其整合到你正在思考的事情之中。你可能开始体验到身体其他部分原有的感受，它们正在被这段旧有的记忆唤醒。你甚至还会"看"到这个想法的消散。显然，一些精于冥想的人还能分辨出每两个想法之间的"空白"。我正在为达到这种境界而继续努力！我们必须明白一件很重要的事：冥想没有真正的目标，也不是一场比赛。它只是一个契机，帮

[①] 日本曹洞宗禅师，移居美国洛杉矶后在加州成立禅修中心，著有《禅者的初心》（*Zen Mind, Beginner's Mind*）。——译者注

助我们更多地了解自己的大脑,"看"到它每时每刻产生的念头和调用的记忆。我们如果对自己连贯的思考过程有更深入的了解,就能学会在日常生活中与自己产生的想法和平共处,哪怕是在面对应激和创伤的时候。

行禅:在行走中修炼

我在最初学习冥想时习得了两种训练方法。第一种是我在前文中简单介绍过的坐禅:在坐禅的过程中,你要安静地坐直,对自己的呼吸计数。第二种则是所谓"行禅":在练习行禅时,你要非常慢地行走,引导注意力集中于双脚,就像在坐禅时专注于呼吸一样。不过,在练习过程中,你必须感受自己的双脚,关注步行过程中的体验:你在迈出每一步的时候,都要感受自己的体重是如何从身体的一侧转移到另外一侧的。在此过程中,你会越发清晰地意识到,即使是走路这样简单而自动的事,也存在诸多微妙的感受。例如,身体是如何在空间中运动的?这一刻和下一刻有哪些不同?更重要的是,我们在此过程中训练了大脑的专注力。当我们漫无目的地缓慢行走时,我们的注意力集中在双脚上。

就像呼吸一样,这件事并不那么有趣,并且我们在不知不觉中就会走神、开始胡思乱想:我此刻本该做什么?今天早些时候发生了什么?10年前发生过什么?诸如此类。一旦我们意识到自己正在走神,只要把注意力重新集中到双脚上即可。通过这种训练,我们或许能够学会亨利·戴维·梭罗（Henry David Thoreau）所谓的"像骆驼一样行走"。

就像坐禅一样，你在行禅中学到的技能也可以应用于起居室以外的地方。罗伯塔·迪亚兹·布林顿（Roberta Diaz Brinton）博士是我的好朋友，也是一家大脑研究机构的负责人。该机构旨在帮助罹患阿尔茨海默病的女性改善生活质量、缓解记忆衰退。在大约30年前，布林顿博士对我说过一句话，我至今记忆犹新。那时我正在谈论自己那些伟大的想法，以及我将运用这些伟大想法去做的事。话说到一半，就被她打断了。她对我说："小小的脚，就要迈小小的步子。"我们总是在不停地奔跑，前方要追赶的东西越来越多。有时，或者大多数时候，我们都感到自己一无所获。但我们至少可以意识到自己此刻身在何处，正在迈出怎样的步伐。我们可以对自己小小的脚有所觉察。

身体训练：强健体魄、强健大脑

现在我们来谈一谈MAP中的身体训练。我在这部分的设计非常简单——做有氧运动。如前所述，有氧运动可以增加海马的神经发生。此外，它对大脑还有许多其他的好处。大脑重量仅占整个体重的2%，却消耗了身体摄氧量的20%。为什么大脑需要这么多氧气呢？其中的奥秘在于神经元。神经元的发射需要消耗大量的氧气，并且它们的工作是不间断的。大部分的消耗发生于突触间放电,即在神经元之间传递信息。³此外,大脑在产生新的连接和制造新的细胞(包括新的神经元)时,也需要用到氧气。

在一项研究中,小鼠可以在跑步轮上随意奔跑。它们很喜欢这样做。短短几天内,小鼠的海马里就出现了许多新的血管,尤其是在生成新神经元的区域。不仅如此,这些新血管还先于新神经元出现。这表明,神经发生依赖于血供。⁴然而,上述变化的发生不局限于海马内。整个大脑都需要充足的氧气才能正常工作,无论是思考、学习、记忆,还是遗忘。实际上,有研究表明,海马在执行遗忘时的耗氧量比执行记忆时更大,不过仅限于有意的遗忘。⁵

我们可以得出清晰的结论:有氧运动对大脑有益。正因如此,它对心理健康也有帮助。有一项研究收集了超过 100 万人的数据,其结果令人印象深刻。⁶那些经常参与运动的人,其报告心理健康状况不佳的天数,远少于不参与运动的人。其中,改善心理健康状况效果最显著的运动是骑自行车、跑步和团队运动,这些本质上都是有氧运动。有氧运动甚至还有助于维持大脑的体积。一项研究报告称,经常参与运动且心血管状况良好的被试的海马体积更大。⁷更大的海马是否有助于预防阿尔茨海默病或抑郁症,目前尚无定论,但我希望我的海马大一点儿。

关于有氧运动的科学研究很多。其中一些表明,有氧运动可以促进学习和记忆。在一项研究中,有轻度认知障碍的中年男性被试和中年女性被试进行了每周 4 天、为期 6 个月的高强度有氧运动。

对照组被试则以同样的频率进行拉伸运动。总体而言，男女被试都能从运动中获益，但女性被试在认知灵活性和信息处理速度方面的改善尤其显著。此外，进行有氧运动的女性体内皮质醇（压力激素）的水平也有所下降。[8] 将大脑训练和身体训练结合在一起，效果似乎会更好。科学家对规模很大的一组中年女性受访者进行了超过40年的追踪研究。[9] 在日常身体活动之外还进行智力和艺术等方面活动的受访者在进入老年之后，认知能力受损的可能性也较低。需要明确的是，随着年龄的增长，每个人的记忆力都会有所下降，事实就是如此。但上述数据表明，同时长期对身体和大脑进行训练或许有助于缓解功能受损。

要想有氧运动有效果，你的心率必须达到一定的区间范围。用220减去你的年龄，再乘以0.6，得到的这个数字就是你有氧运动心率区间的大概下限。用220减去你的年龄，再乘以0.8，该乘积约为你有氧运动心率区间的上限。也就是说，你在训练过程中，不应该让自己的心率超过这个数字。对大多数成年人来说，只要心率超过每分钟100次，就足以进入有氧运动的心率区间。提高心率需要费一点儿力气，具体的运动形式则多种多样，跑、跳、骑车、健身操皆无不可，最适合你的运动形式就是最好的。

多年以来，我一直都在积极参与运动，并尝试鼓励其他人和我一起运动。我知道每个人对运动的偏好不同，有人喜欢跑步，有人则讨厌跑步。我很热衷于做有氧健身操，有些人则对其嗤之以鼻。最近，自行车运动变得非常流行。不过，在我的MAP训练计划中，你只要参与有氧运动即可，具体形式并不重要。不过其中也有一些小窍门。例如，在运动过程中，将双手高举过头顶有助于提高心率。因为你的心脏需要为手臂供氧，而此时手臂位于心脏的上方。同理，在运动过程中尽可能地把腿抬高，比拖着腿踱步能更显著地增加你的耗氧量。无论你选择哪种类型的运动，你都得让自己流点儿汗！

身心结合：和谐共生的力量

现在，我们就得到了一套完整的MAP，即"大脑训练地图"。该计划结合了身体和大脑两方面的训练，包括坐禅或行禅，以及有氧运动。我的目标是设计一套训练计划，帮助人们更好地了解自己的大脑，同时减少反刍思维。我希望这套训练计划适用于每个人，无论其年龄、种族、性别或收入水平如何。我也希望这套训练计划无须投入大量时间、金钱或新奇的设备。所以，让我们就此开始执行我们的MAP吧。不过在此之前，请先记录你此刻的感受：拿出一支笔和一张纸，写下 1 ～ 12 的编号。回答下面 12 个问题，将你的答案记在对应的编号后，最后计算自己的总分。

———————————————————————— EVERYDAY TRAUMA

MAP 健康自测：了解自己的状态

根据你的整体生活状况，针对下列每个陈述，从 A ～ D 中选择最符合你的情况的一个选项。在作答过程中，请暂且忽略选项后面的数字。作答完毕后,请将所选选项后的分数相加,得出总分。

1. 我很喜欢与他人共度时光,并且对社交感到迫不及待。
   A. 几乎从未如此(4分)
   B. 有时如此(3分)
   C. 常常如此(2分)
   D. 总是如此(1分)

2. 我会回想起自己过去做错的那些事情。
   A. 几乎从未如此(1分)
   B. 有时如此(2分)
   C. 常常如此(3分)
   D. 总是如此(4分)

3. 我很困惑自己为什么无法记起过去发生的事情。
   A. 几乎从未如此(1分)
   B. 有时如此(2分)
   C. 常常如此(3分)
   D. 总是如此(4分)

4. 与我的同龄人相比,我睡眠质量很好,并且休息充足。
   A. 几乎从未如此(4分)
   B. 有时如此(3分)
   C. 常常如此(2分)
   D. 总是如此(1分)

5. 我有充足的精力去做我想做的事情。

   A. 几乎从未如此（4 分）

   B. 有时如此（3 分）

   C. 常常如此（2 分）

   D. 总是如此（1 分）

6. 我觉得我应该为自己生活中发生的各种问题受到责备。

   A. 几乎从未如此（1 分）

   B. 有时如此（2 分）

   C. 常常如此（3 分）

   D. 总是如此（4 分）

7. 我认为，要是我有更多的时间可以一个人思考，我的生活或许会变得好一些。

   A. 几乎从未如此（1 分）

   B. 有时如此（2 分）

   C. 常常如此（3 分）

   D. 总是如此（4 分）

8. 我似乎无法放松自己的身体。

   A. 几乎从未如此（1 分）

   B. 有时如此（2 分）

   C. 常常如此（3 分）

   D. 总是如此（4 分）

9. 当我试图融入外部世界的时候，有一种想法让我宁可自己待在家里。

A. 几乎从未如此（1分）

B. 有时如此（2分）

C. 常常如此（3分）

D. 总是如此（4分）

10. 我很乐意学习新的东西。

A. 几乎从未如此（1分）

B. 有时如此（2分）

C. 常常如此（3分）

D. 总是如此（4分）

11. 我意识到我陷入了对过往的反刍思维。

A. 几乎从未如此（1分）

B. 有时如此（2分）

C. 常常如此（3分）

D. 总是如此（4分）

12. 我对自己生活中发生的事情感到满意。

A. 几乎从未如此（4分）

B. 有时如此（3分）

C. 常常如此（2分）

D. 总是如此（1分）

计分说明

　　将你选中的每个选项后面的数字相加，就会得到你的 MAP 健康自测总分。最低得分是 12 分，最高得分是 48 分。总体而言，较高的得分意味着你与应激相关的想法和感受较多。不过即使得分较高,也无须过于焦虑,更无须担心这个得分可能对你产生的影响。该自测没有所谓"及格线",它只是一个小工具,帮助你了解自己当下的想法和感受。你可以过一段时间再做一遍该自测,不过我建议,在完成了每周 1 次、持续 6 周的一整套 MAP 训练疗程之后,再重新自测。

———————————————————————————— EVERYDAY TRAUMA

MAP 训练的注意事项与准备

在开始训练之前,我还要再提醒你几点。如果你有健康问题,请务必向医生或医疗专家征求许可。同时务必牢记,MAP 不能代替任何医学治疗手段或方法。如果你已经准备就绪,就换上一身舒适的衣服——既方便活动,又不怕出汗,准备一些饮用水,穿上一双舒服的运动鞋,找一个比较安静、不易被打扰的地方,将手机调至静音。你还需要一个计时器,你可以用手机的计时器程序,也可以用老式的机械式定时器。

大脑训练:30 分钟的坐禅与行禅

首先,我们要静坐冥想 20 分钟。如果可以的话,找一个比较硬的枕头或坐垫,然后坐在上面。资深的冥想训练者会使用蒲团,它又硬又圆，非常好用。如果你没有蒲团，用沙发的旧靠垫也不错。坐在靠垫的前缘，保持端正的坐姿，不要靠墙或其他地方，尝试盘腿而坐。如果你的膝关节不好，或者柔韧性不足，也可以改为坐在直背的椅子上，要坐在椅子的前缘，双脚并拢踩实地面。同理，如果可以的话，身体最好不要靠在椅背上。在训练过程中要保持警觉和清醒，冥想的目的不是放松，它是针对大脑的训练。

设定 20 分钟的倒计时

手臂垂于身体两侧，保持放松。双手放在腿上，左手搭在右手上面，双手的拇指轻轻触碰，就好像双手之间放了一张纸。这个姿势应当让你感到舒适，但又不过于放松。这个姿势的象征意义是你用右手托住了自己的心。

你可以完全闭上双眼，也可以半闭双眼。如果你属于那种合眼就能睡着的人，请务必保持眼睛稍微睁开，使视线聚焦于面前约 1 米的地方。最好望向地板，不要环视四周或望向镜子里的自己。

接下来就该处理你的呼吸以及大脑了。深呼吸，感受空气进入身体，感受空气从体内呼出。再来一次，感受空气的进和出。将注意力集中于呼吸的过程。不必刻意加快呼吸，保持正常的呼吸频率即可。在呼吸几次之后，开始留意上一次呼气与下一次吸气之间的间歇。这段间歇被称为"小死"，因为此刻你既没有吸气也没有呼气。它是你的身体里存在的一段时间空白，你一定可以找到它。这段空白就是我们关注的焦点，因此务必格外留意。现在你可以开始计数了：从 1 开始，一直数到 1 000！

当然，你不太可能成功数到 1 000，很少有人能做到这一点。重点在于，当你数错或数漏的时候，要把注意力重新拉回到呼气和吸气之间的间歇，然后从 1 开始重新计数。不要在意你究竟数到了几，我们并不是在比赛。计数的目的是让你以及你的大脑只专注于做一件事。一位学员在第一次尝试之后对我说："我之前从未做过冥想，因此对这部分很好奇。我很努力地按要求计数，但总是数错，因而不得不重新开始。有时我的大脑会疯狂地胡思乱想，充满消极的念头。我真希望自己能学会如何控制它们。"再次强调，数错是很正常的。要持续计数很难，因为这就是针对大脑的训练。

我将这种冥想视为学习：你要学会集中注意力，然后你可能会忘记，因为你的大脑"走神"了，游离在了脑海中的某个故事里。接着你会想起自己忘记了集中注意力，于是你重新开始计数，从 1 开始……如此循环往复。学习，忘记，想起；学习，忘记，又想起……这就是大脑训练。不断重复上述过程，直到计时结束。不要主动去看计时器显示还剩多长时间，不要去想"还有多久结束"或者"晚上要吃什么"之类的问题。也别太担心你的双腿，你的腿可能会发麻，然后失去感觉，但它们不会断掉的。训练重点在于，尽可能地把注意力集中于你的呼吸，确切地说，是你此时此刻的呼吸。你必须像训练肌肉那样训练大脑。随便坐下来胡思乱想，算不得冥想。

在倒计时结束后，伸展你的双腿。你可能会感到双腿有些刺痛，没有关系，它们只是因为缺氧而暂时"休眠"了。活动你的双腿，直到麻木或刺痛感消失，然后慢慢地站起来。

我们的大脑训练还未结束。现在，我们要进入第二部分的训练，即行禅。你需要找到一个足够安静的走廊或房间，里面有足够的空间供你行走。如果你练习坐禅的房间符合要求，自然是再好不过的了。

设定 10 分钟的倒计时

和前面一样，你要保证周围的环境绝对安静，不能有电话铃声、音乐或电视之类的干扰存在。这里只应该有你和你的想法。如果你和其他人一起训练，所有人可以围成一个大圆圈，并且都面朝同一个方向，每两个人保持约 1 米的间距。

把双手放在自己的背后，右手握住左手的中指和食指，双臂自然下垂，保持放松。在这部分训练中，你必须睁开眼睛，以免撞到其他人或障碍物。眼睛注视地面，使视线聚焦于脚尖前方约 1 米的位置，不要东张西望，保持专注。

把注意力转移到你的双脚上，感受自己的双脚。稍微活动一下双脚，感受它们踩在地板上。然后，开始向前走。右脚先向前迈一步。感觉右脚的重量先落在脚跟上，再传递到脚掌，最后是脚趾。左脚向前迈出，同时感受身体的重量从右侧转移到左侧。最重要的是控制步行速度，要走得非常、非常慢。我们不是在比赛，我们只是要把双脚作为注意力的焦点。尽可能地将注意力聚焦于自己的双脚，一旦发现自己走神，就要迅速留意，让注意力回到双脚上去。

行禅的概念与坐禅类似，二者的主要区别在于注意的焦点。在行禅练习中，我们的注意力聚焦于双脚，而不是呼吸。当大脑开始走神时，我们要想起自己忘记了集中注意，然后重新学习将注意力聚焦于双脚。学习，忘记，想起；学习，忘记，想起……这就是大脑训练。不断重复上述过程，直到计时结束。到这里，你完成了一次 MAP 的大脑训练。

身体训练：30 分钟的有氧运动

接下来，我们要迅速切换到身体训练。换上运动鞋，找一个合适的地方，让自己忙起来、出出汗。这个合适的地方可以是健身房，也可以是家里的某个房间，还可以是户外。你应该在大脑训练结束后尽快开始身体训练。因此你需要及早做出计划，决定自己要做什么样的运动，以及在哪里做运动。你的身体适合怎样的有氧运动？你喜欢什么样的运动？你认为自己会进行什么样的运动？很多人喜欢跑步，无论是在跑步机上还是在户外，跑步显然是最容易进行的运动。你也可以换个花样，比如去上一节动感单车课，自编一套间歇训练，或者跳有氧健身操。在我们的 MAP 线上或线下课程中，我们会跟随音乐，做一些预先编排好的训练动作，这既符合有氧运动的强度要求，又非常有趣！

身体训练必须足够费力，也就是说，要让身体消耗掉足够多的氧气。为此，你必须监测自己的心率。具体做法是：将两根手指（食指和中指）放在颈部右侧，轻轻按压，直至摸到自己的脉搏。摸到脉搏，你就找到了自己的颈动脉，它负责将氧气从心脏输送到大脑。将手指按在颈动脉上，盯着时钟上的秒针或者计时器上的数字，数一数 10 秒钟内脉搏跳动的次数，然后将该结果乘以 6。这个数字就是你此刻的心率。

我建议你多用触摸的方法测量脉搏，而非使用智能手表或心率监测设备。对自己的心率更加敏感是一件好事，这可以通过一种叫作"内感受"（interoception）[①]的过程实现。在 MAP 中加入有氧运动，既可以让大脑获得更多氧气，也可以增进你对自身的了解，包括了解心脏如何工作。

你可以在开始有氧运动之前先测量自己的心率，这个数字应该低于 100，即心率低于每分钟 100 次，这就是你的静息心率。

设定 30 分钟的倒计时

你需要先做热身活动（不超过 5 分钟），包括一些拉伸动作和其他轻柔的动作，然后开始正式训练。无论进行哪种运动，你都应该注意安全，同时也要让自己足够费力。如果你选择跑步，就跑得快一些。如果你选择骑自行车，就骑得猛一些。如果你选择跳健身

---

① 指源于身体内部信号的知觉。——编者注

操，就要把手臂举高、把腿抬高，动得多一些。如果可以的话，多做一些跳跃、下蹲和踢腿的动作，这些动作都有助于提高心率。不过，如果你的膝盖或背部存在问题，就不要做跳跃类或踢腿类的动作，你可以通过大幅度上下挥舞手臂来提高心率。

游泳也是一种无须提高动作频率就能提高心率的有氧运动。在运动 20 分钟后，你可以再次测量自己的心率。此时你的心率应该高于每分钟 100 次，对大多数人来说，此时的心率最好高于每分钟 120 次。具体的数字取决于你的年龄和心肺功能。你越年轻，就越可以在运动中维持较高的心率。再次提醒，如果你有任何健康方面的问题或顾虑，一定要事先咨询医生。如果医生允许你参与运动，请按照前面介绍的方法计算自己的心率区间。如果你的心率一直低于计算出的最低心率，下一次就应该提高运动强度，但同样要注意安全。

接下来再坚持 5 分钟的高强度运动，然后开始放慢速度。在训练的最后 5 分钟，尝试让心率逐渐慢下来。将注意力重新集中到呼吸和双脚上。在线上或线下课程中，我通常会在此时播放节奏缓和的音乐，然后带领大家走一圈，以便将注意力重新放到双脚上。与此同时，还要留意自己的呼吸。伸展手臂，做几次深呼吸，最后双手合十并鞠躬，以表达对自己今天完成 MAP 的感谢。

到此为止，一次 MAP 结束了。每次训练只需要一个小时。但它带来的好处会持续不止一个小时，甚至比你想的更长久。

1. MAP 是一种心身兼顾的训练方法，旨在帮助人们提高复原力，降低应激水平和绝望感，减少反刍思维，更好地应对日常生活中的压力和创伤。

2. 通过坐禅训练自己的心智，专注于呼吸和计数，训练大脑的专注力，学会看清自己的想法，不被其影响。

3. 行禅是心智训练的另一种形式，通过缓慢地行走，将注意力集中在双脚上，感受步行过程中的体验，进一步训练大脑的专注力。

4. 有氧运动可以增加海马的神经发生，对大脑有多种好处，包括提高学习和记忆能力，维持大脑体积，降低皮质醇水平。

5. MAP 健康自测包含 12 个自测问题，能帮助个人了解自己的当前状态，包括社交、反刍思维、睡眠质量、精力、自责、放松能力、社交意愿、学习意愿、反刍思维频率和生活满意度等方面。

6. 一套完整的 MAP 包括两方面，第一是心智训练，包括 20 分钟的坐禅和 10 分钟的行禅；第二是身体训练，30 分钟的有氧运动，包括热身、高强度运动和放松。

第 10 章

我们为何要训练大脑

> 最大限度地发挥你自身的潜力，因为那就是你的全部。
>
> ——拉尔夫·沃尔多·爱默生（Ralph Waldo Emerson）

我在上一章介绍了如何操作 MAP，即大脑训练地图，接下来我要介绍它的功效。我当然无法保证 MAP 能让你找到幸福或一生真爱，但我能确定的是，它可以让你感到自己和以前相比判若两人、焕然一新。迄今为止，我还从未听说有人在参与了 MAP 之后变得更糟。有一位女士这样写道：

> 我想要和你分享我的疗愈经历。我在 42 岁时开始出现闪回，那是大约 5 年前的事。我接受了心理治疗，效果显著。在一些治疗环节中，治疗师鼓励我专注于呼吸。我在业余时间里参与马拉松，因此能留意到跑步对我产生的帮助。在了解到你的研究时，我刚刚开始尝试冥想。我产生了一种醍醐灌顶的感觉："我就知道是这样！"我很高

兴自己能进行 MAP 训练，而且很乐意把它传授给其他感到应激和抑郁的跑者。

不过，上述反馈只是轶事。我相信你更希望看到确凿的证据。我会首先介绍一项我们在几年前做过的研究，这样你就能判断我们的计划是否真的能帮助那些罹患抑郁症的个体。

缓解抑郁，减少反刍思维：心灵的自由

在世界范围内，抑郁症严重困扰着数以百万计的人。事实表明，多达 1/5 的美国人在一生中至少会受到一次抑郁发作的影响。[1] 抗抑郁药物能够对一些人产生作用，但对另一些人而言，药物治疗要么完全无效，要么效果不佳。神经科学家尚未弄清抑郁症的确切致病因素，其中有一部分可能来自遗传，但大部分似乎是后天习得或环境所致的。如我在第 3 章中所言，创伤会导致抑郁的出现，抑郁症状一旦持续存在，就很难被治愈了。每当你认为它已经过去的时候，它又会卷土重来。我们在生命中的某个时刻或多或少都体验过抑郁情绪，大多数幸运者后来得以脱身。但对许多人来说，抑郁成了挥之不去的困扰。

为什么有的人可以从抑郁中复原，而有的人则不行？这个问题的答案目前尚无定论。不过，如前所述，我们知道抑郁症患者更容易陷入反刍思维，并且频率很高。如果我们能设法降低陷入反

刍思维的频率，或许就能减轻抑郁症对大脑的影响。为了验证这个假设，我的团队与运动科学家布兰登·奥尔德曼合作，招募了一些被试。实验组被试都在临床上被诊断为重型抑郁障碍（major depressive disorder）。[2] 对照组被试则都没有抑郁症，且健康状况良好。两组被试都参与了每周 2 次、为期 8 周的 MAP。

在训练开始前和训练结束后，我们分别测量了每一位被试的想法和感受。令人惊讶的是，经过训练，实验组被试的总体抑郁水平降低了近 40%。这与大多数治疗手段（包括抗抑郁药）的效果相当，甚至比它们更好。即使是相对"健康"的对照组被试，其抑郁水平也有所降低。这个研究结果获得了《纽约时报》和美国全国广播公司（NBC）等媒体的援引和高度报道。因此我们可以说，MAP 确实有助于对抗抑郁症。

那么，反刍思维又如何呢？在上述研究中，实验组被试表示他们陷入反刍思维的频率确实有所降低。至于相对"健康"的对照组被试，他们的反刍思维也出现得更少了。显然，每周 2 次、每次 1 小时的冥想加有氧运动足以改变我们的思维模式，尤其是那些关于我们自身和过往经验的、一再出现的消极思维。这种思维模式的改变也体现为大脑功能的改变。

在一项研究中，我们要求被试紧盯屏幕中央的一个箭头，并判断该箭头的指向。这个箭头的周围还有许多其他的箭头，并且每个箭头都指向不同的方向，这增加了实验任务（将注意力集中在目标箭头上）的难度。在被试执行这项任务时，我们在其头皮上放置了数十个电极，用于监测其大脑活动。如前所述，相比于较少陷入反刍思维的被试，较多陷入反刍思维的被试，其大脑对箭头表现出的同步活动水平较低。但是经过 MAP，这些被试的大脑同步活动水平得到了一定的提高。[3]究其本质，同步活动意味着更多的神经元在同一时刻对注意焦点（箭头）做出反应，通常而言这是件好事。你在关注当下正在发生的事情时，当然希望有更多的神经元处于同步状态，即同时进行发射。根据我们的研究结果，MAP 能帮助你的大脑做到这一点。

强化身体，应对创伤：身心的坚韧

　　MAP 对抑郁症产生的积极效果令人备受鼓舞。冥想加有氧运动的组合有助于缓解抑郁，并减少反刍思维。那么创伤又如何？MAP 是否有助于人们从创伤中复原？它是否有助于我们减少对过往创伤的关注？我在开发 MAP 之初并没有找到很好的验证方法。后来我偶然遇到了"远大前程中心"（The Center for Great Expectations）的创始人及 CEO 佩格·赖特（Peg Wright）女士。她的母亲当年被迫与仍在襁褓中的她分离，将她送给别人收养。正因如此，赖特毕生致力于帮助其他女性留住自己的孩子。她还承担了另外一项更艰巨的任务，即帮助那些无家可归的女性与自己的孩子团聚，同时还要克服在此过程中遭受的创伤。在该中心，母亲与自己的孩子全天生活在一起，且能够获得食物、住所，并得到创伤复原方面的照护。这当然是一个非常了不起的组织，赖特也是一个非常了不起的人。

第 10 章　我们为何要训练大脑

我们在地下室举办了 MAP 的培训课程。这可不是一件容易的事，房间里总是有婴儿在场，充满各种各样的扰动，但我们坚持了下来。仅仅 8 周后，参与培训课程的女性的抑郁和焦虑都有所缓解。她们在与孩子的互动中表现出了更多的爱意，自身的健康状况也有显著改善。[4] 我们测量了参与者的摄氧量（VO_2），这个指标用于衡量身体通过呼吸摄取并消耗氧气的量。结果显示，这些女性的摄氧量平均增加了 40%。

整体大于部分之和：身心的协同作用

你可能会这样想：这些研究结果也就那样吧，毕竟大家都知道，冥想对人有益，有氧运动也有好处。既然如此，将二者结合起来，又有什么特别之处呢？二者同时进行就会比单独进行更有效吗？如果我只做冥想或只做有氧运动，能否取得更好的效果呢？

我们在几年前对这些问题进行了研究。[5] 首先，我们招募了大批女性被试，其中许多人曾经遭受性暴力，并出现了与创伤相关的症状，包括与创伤相关的想法和反刍思维。我们将这些被试分成 4 组：第一组每周进行两次 MAP 训练，即 30 分钟的冥想紧接 30 分钟的有氧运动；第二组每周冥想训练两次；第三组每周进行两次有氧训练；第四组则两种训练都不做。6 周后，第一组被试报告，她们对自身创伤的思考大大减少，并且陷入反刍思维的频率有所下降。她们报告的自我价值水平也有所提高，也就是说，她们对自身的感觉比训练开始之前更积极。第二组和第三组被试分别从冥想和有氧训练中获益，但效果不如第一组被试。因此，既进行大脑训练也进行身体训练，并将二者结合，这样做的效果将优于只做其中之一。这就是俗话说的"整体大于部分之和"。

这些研究结果令我非常满意，但并未让我感到惊讶。在先后进行冥想和有氧运动时，我自身的感受同样好过只做其中之一。如果只做有氧运动，我就会感到兴奋且精力充沛，但有时我感觉自己的力量过于充沛了，以至于感到焦虑；如果只做冥想训练，我的焦虑水平会降低，但未必会觉得精力充沛；如果两种训练先后进行，我就会感到情绪积极，且充满干劲。多年以来，我从其他参与 MAP 的人那里得到了许多类似的反馈。大多数反馈是正面的，有一些令我印象深刻。一位女士告诉我，在参与训练之前，她从未对自己的想法进行过反思，她总是怎么想就怎么做，从未考虑过这些想法因何出现，如何产生。另一位女士对我说，MAP 对她的自我意识产生了很大的帮助。她说："我曾经是一名瘾君子，但现在已经摆脱了成瘾行为。"还有人告诉我，她现在居然可以在晚上读书而不再分心。无须测谎仪或者读心术，我知道她们都所言非虚。

不再过度思考：心灵的释放

参与 MAP 的学员经常会对该计划提出一些问题。其中一个频繁被提及的问题是："在你的计划当中，你把冥想放在有氧运动之

第 10 章 我们为何要训练大脑

前,是基于什么样的考虑?毕竟,根据直觉,我认为先做有氧运动的效果或许会更好,因为一旦心率恢复正常,人就能充满活力并集中注意力进行冥想。在有氧运动之前先冥想,是否得到了神经科学方面的证据支持?"

诚然,运动之后再冥想似乎更容易,因为你会感到更放松,精力更充沛,整体上更"快乐"。但正因如此,我们才要把有氧运动放在后面。MAP 的重点是刻意训练大脑,而非让它放松或者享受独处的时间。为了让训练变得费力,我们必须强迫自己先安静地坐下来,直面自己此时此刻的想法,而非通过运动让它们自发地改变——顺序非常重要。这里的要点在于学习、忘记和想起(需要集中注意力),以及允许那些重复出现的、令人烦躁的想法在大脑中来回游弋。只有在完成大脑训练之后,我们才会给大脑"充氧",以便巩固学习效果,至少理论上是如此。

我要再次强调:MAP 不能代替医学上的心理治疗或药物治疗。它只是一种有益健康的做法,通过对大脑和身体的先后训练,同时改善二者的健康状况。[6]MAP 的益处良多,其中最显著的效果是减少反刍思维。我们在一项研究中发现,经过每周 1 次、持续 6 周的训练,被试陷入反刍思维的频率平均减少了 25%!不仅如此,这种效果还相当持久,持续时间长达 6 个月。当然,并非所有被试在研究结束后都会继续自行训练。一些人会这样做,另一些则就此罢手。但即使如此,他们似乎还是学会了减少反刍思维。这个结果本身就值得肯定。另外,你或许还记得,反刍思维与一些其他想法(如与创伤相关的思维)和感受(如抑郁和焦虑)密切相关。我们可以这样认为,减少反刍思维,其他问题也会随之缓解。

如前所述,女性更容易被诊断出应激相关的疾病,如抑郁症、焦虑症和 PTSD。她们也比男性更容易陷入反刍思维。因此,通过降低陷入反刍思维的频率,我们或许同样能够减轻上述疾病对女性的影响。不过必须明确的是,无论性别是什么,无论是否符合精神疾病的诊断,每个人都会有反刍思维。例如,我们为一大批医学专业的学生开设了为期 8 周的 MAP 训练课程。许多参与者都为繁重的课业所苦。这些学生的身心健康水平总体堪称良好,但即便如此,MAP 还是可以降低他们陷入反刍思维的倾向,[7]他们的生活质量也随之得以改善。我想说的是,我们每个人都会或多或少地产生反刍思维,我们也都可以学着进一步减少反刍思维。

重要的心得:成长的轨迹

人们有时会问我:"为什么你认为 MAP 会对参与者有帮助?"我总是不由自主地想到,或许部分原因在于,参与者正在习得一种体验自身思想的新方式,即或许他们不再像往常那样,过度关注对过往的记忆。小说家保罗·鲍尔斯(Paul Bowles)在其作品《孤独的洗礼》(*Baptism of Solitude*)中提到了自己在撒哈拉沙漠度过的时光:"只有群星如焰火般,照亮这块了无生机的大地。在这里,就连记忆也消失不见。天地之间万籁俱寂,只剩呼吸和心跳尚存。"这段话阐明了 MAP 的内涵:放下自己的记忆,学会与当下的想法共存。

第 10 章 我们为何要训练大脑

不过,当我们在静坐、行禅之后立即进行有氧运动时,我们究竟习得了什么呢?让我们从最表面的学习形式开始。在日常生活中,每当我们发现自己身处危险时,我们就会心跳加速。正如第3章所述,这种反应出现的原因是大脑向身体发出了信号,令心脏加速跳动,提高了肌肉的供氧量,以便我们能够逃命。与此同时,我们的大脑也得到了更多氧气,从而迅速做决策并形成记忆。由于我们经常产生诸如此类的反应,大脑就习得了一个规律,将心跳加速与恐惧以及创伤联系起来。即使只是有关过往创伤的记忆,也会刺激我们心跳加速。

然而,在MAP中,一切变得不同:大脑习得了一些新的规律。我们安静地坐下来,努力将注意力集中于呼吸,任由各种想法"自生自灭"。有些想法很寻常、很平和,有些则充满应激、焦虑,还有一些会引发我们对过往创伤的回忆。然而在体会这些想法的同时,我们的心跳并没有加快。于是我们习得了新的规律:在冥想过程中出现的想法,即使与创伤相关,也并不一定会引起心跳加速,即它并不预示即将发生危险。也就是说,我们习得了将"创伤相关的想法"与"心跳加速"二者分离开来。

接下来,当我们进入 MAP 的有氧运动部分时,我们的心跳开始加速——随着运动的进行,心脏还将跳得更快。但我们并不会感到恐惧,甚至还会感到愉悦。我们的大脑又习得了一个新规律:心跳加速未必代表危险。我们再次习得了将"当下事件"和"恐惧的想法和感受"分离开来。在习得这些新的规律之初,大脑可能对它们尚无充分觉察。不过,通过练习,这种觉察总会出现。最终,我们将习得对心跳加速不再抱有恐惧，并对平静的大脑心怀喜悦。这些收获将为我们带来无尽的好处——我接下来要谈到的好处，只是其中之一。

辨别过去与当下：活在当下的智慧

受过创伤的大脑更倾向于运用泛化，这意味着人们习得了一个规律：人不仅会对创伤过程中发生的真实事件感到恐惧，而且会对其他类似的事件或刺激产生恐惧。在最初的一段时间里，泛化反应是具有适应性的。但随着时间的推移，它会开始影响日常生活，并导致某些PTSD症状持续存在。

在近期的一项研究中，科学家分析了急诊科患者的上述过程。这些患者大都是因为车祸被送入急诊室的。在创伤发生两个月之后，这些患者来到实验室。科学家扫描了他们大脑海马的活动，同时训练患者辨别恐惧的环境与安全的环境。PTSD症状最少的患者的海马活跃程度最高。他们似乎同时利用了海马中的新生神经元和旧神经元，以帮助自己辨别何种环境因素是安全的，何种环境因素会构成威胁。[8]

回想一下，MAP的灵感正来自海马中新生神经元的发现。这些新生神经元的数量在学习和有氧运动后会有所增加，至少在实验室研究中是如此。但你可能会问，这些新生神经元有什么特别之处？毕竟，它们可能最终只是与其他旧有的神经元建立了连接而已。神经科学家对此尚无定论。

不过，我对此有一个假设。海马的一个任务是学习，尤其是学习此时此刻正在发生的新奇且有意义的经验。海马的另一个任务是为这种新经验建立情境编码，包括其发生的"时间"和"地点"。细胞如何"知道"一种经验是新的？如果一个神经元在大脑中存在了许多年，那么该神经元或神经元集群就会对以前发生过的事件保有记忆，这会占据许多"存储空间"，至少理论上是如此。作为对比，新生神经元并未存储过往的经验。一切对它来说都是崭新的。这种特性或许有助于帮助大脑辨别新经验和旧经验。

那么，大脑会如何利用新生神经元，来帮助我们应对日常生活呢？或许这些神经元能帮助我们做出辨别：一些观点和记忆是旧的，另一些则是新的。我们对这种过程常常缺少觉察。[9]例如，你需要买一台新的打印机，于是你走进了本地的电器商店百思买（Best Buy）。你以前去过其他的百思买连锁店，但没来过这一家。你的大脑会自动提取先前对其他百思买店铺的记忆。尽管你知道这并非同一家店铺，但你还是朝着一个"以前看到过打印机"的方向走去，即在旧有记忆的引导下，你试图在一家新的店铺里找到方向。你已经把关于百思买的记忆泛化了，因此在新的店铺里也能用到它。

再举一例。夜晚，你独自走在漆黑的小路上，察觉到有人在你身后紧跟着你。由于以前在类似的夜路上遇到过糟糕的事，你开始感到害怕。你的心怦怦狂跳，准备撒腿就逃。但此时你听到了说话声，你的大脑将该声音与各种熟悉的声音进行比对，识别出身后的人是你的邻居。于是，你知道自己无须再感到害怕。此时你放松下来，并且和邻居并肩前行。

MAP似乎能够提高人们辨别新、旧刺激的能力。[10] 在一项研究中，我们向被试展示了一系列复杂背景中的常见物体（如椅子、雨伞、树木等）的图片，并要求他们按下对应的按钮，将这些物体归入"室内"或"室外"的类别。之后，我们在并未事先告知被试的情况下，对他们进行了"奇袭"式的识别测试：被试会再次看到之前见过的相同的图片，以及与之前看到的图片相似的图片，还有完全不同的图片。被试必须判断一张图片究竟是相同、相似，还是完全不同的。这项测试难度颇高。不过，在6周的MAP训练后，被试辨别旧图片和新图片的能力普遍有所提高，即使相似图片上的物体几乎和原先的图片一样。

正如许多其他针对人类被试的实验一样，我们使用的研究范式可能仍然非常简陋，但我们至少能从中归纳出一些有意义的结论。例如，一名被试告诉我，我们的训练计划帮助她处理了一段非常特别的记忆：某一天，她和朋友们走进了路边的一栋房子，并在不知情的情况下因为一些行为在那里感染了HIV。她总是忍不住回想那件事，试图想象自己并没有走进那栋房子，而是远远地走开。如今，再次走在同一条街上时，她已经不会任由思绪随着旧有的记忆"飘"进同一栋房子了。她选择将此时此刻视为一种全新的经验。

1. MAP 结合了冥想和有氧运动，旨在帮助人们缓解抑郁、减少反刍思维，提高复原力，更好地应对日常生活中的压力和创伤。

2. 研究显示，MAP 可以显著降低抑郁症患者的抑郁水平，效果与抗抑郁药物相当甚至更好。

3. MAP 还可以减少陷入反刍思维的频率，改善大脑的同步活动水平，帮助人们更好地集中注意力。

4. 通过 MAP，参与者能够更好地辨别新旧刺激，减少对过往创伤的过度关注和泛化，提高对新经验的适应能力。

5. 将冥想和有氧运动结合起来比单独进行其中一种训练更有效，这种"整体大于部分之和"的效果表明，两种训练的结合可以产生更好的心理健康效益。

6. MAP 建议先进行冥想，后进行有氧运动，以确保大脑在训练过程中保持警觉和清醒，更好地学习和适应新的经验。每次训练总时长不超过 1 小时，包括 30 分钟的冥想和 30 分钟的有氧运动。

7. MAP 适用于各种人群，包括那些没有抑郁症或创伤症状的人，可以帮助他们提高生活质量，减少反刍思维。

8. MAP 是一种自助的方法，旨在帮助人们通过身心训练提高应对日常生活中的压力和创伤的能力，但不能替代专业的心理治疗或药物治疗。

结 语

与创伤共存，让心灵自如

> "过去"并非真实的存在……它只存在于我们的大脑中。
>
> ——特蕾西·肖尔斯（Tracey Shors）

我设计 MAP 的初衷是为人们提供一种训练方法，这种方法既能有效提高参与者的生活质量，又不需要大量的时间、金钱和设备投入。我还希望这种方法能适用于每个人，无论其性别、年龄和种族如何。基于迄今为止的研究证据，我认为我的初衷业已实现。但我是个现实主义者，我认为该计划远非十全十美，也无法"包治百病"。无所不能的训练计划、工作方法或治疗手段是不存在的。我们必须学习新的技能，并且必须终生不断学习，这样才能令大脑保持健康。如此一来，当创伤无可避免，终于发生的时候（该来的总是会来的），我们才能够做好准备，在正确的时刻以正确的技能获取正确的想法。

我们在每个时刻都可以做出不同的反应。我们到底在做些什

结　语　与创伤共存，让心灵自如

么？是准备好做出新的决策，是仅仅沉溺于过往，还是担忧未来？我们是否因为幻想"事情可以变得不同"，从而错过了机会，以至于未能做出审慎的选择？美国著名心理学家威廉·詹姆斯告诉我们：

> 一切教育大事，都在于使神经系统成为我们的友军，而绝不与我们为敌。教育的关键在于要像基金一样"资助"并维系习惯，这样我们就能自在地以其"利息"为生。为此，我们必须尽早动手，将尽可能多的有效行为变成机械的、自动化的习惯。另外，我们还要像躲瘟疫一样，避免养成那些将来可能对我们不利的习惯。我们越能把较多日常事务交给不费力的、自动化的习惯来处理，就越能够解放出较多的高级心智技能，让后者从事更适切的工作。[1]

心智技能：古老而新颖的话题

我不知你对此有何看法，但距威廉·詹姆斯写下前面这段话已经过去了很久。这段话给了我醍醐灌顶般的启发。我们该如何将他的观点付诸实践呢？我们该如何把这个建议变成现实，使其成为我们生活的一部分呢？让我们来看一看这一系列研究。

在这些研究中，科学家要求被试在接受大脑成像的同时，实时操控自己对记忆的思考。[2]通常来说，被试此时会看到各种图像。

研究者随后要求被试"徘徊"于对该图像的记忆，或者完全"抑制"该记忆。除此之外，研究者还要求被试用对另外一幅图像的记忆"替代"对当前图像的记忆，或者完全"清除"当前图像。每一种心智技能都会激活不同的大脑网络，其中一些技能会比另一些更容易运用，而有一些技能会对当前的大脑功能造成更强的扰动。例如，试图清除记忆尤为困难，并且更有可能干扰当前的心智进程。

上述发现很有说服力，但这些心智技能并不新奇。事实上，你可能已经注意到，类似的技能，如徘徊、替代、抑制和清除，在各种针对创伤的疗法中被一再使用，至少理论上是如此。PE 治疗师可能会要求来访者在一个安全的环境中，尽可能长久地留在消极记忆中（徘徊），直到相关的恐惧开始消散。

CPT 治疗师则可能会鼓励来访者对过去发生的事件进行认知重构。在空椅子技术中，来访者对着空椅子说话，从另外一个角度"看到"他们对某个事件的记忆。这个记忆与先前视角下的记忆相似，但并不相同。总体来说，各种疗法的核心思路都是在治疗过程中让来访者掌握新的心智技能，并且之后在日常生活中加以运用。

这些心智技能在心理学领域也是老生常谈的话题。上千年来，人们一直通过冥想训练这些技能。冥想让我们学会以新的方式使用大脑。练习者身处开放的觉察状态，被要求接受所有的想法和感觉，且对其不加评判，这并不容易做到。类似的情况发生在"施与训练"（benefactor practices）的过程中。练习者一旦意识到有消极的想法，就要用自己所爱之人的形象替代这些想法。

结　语　与创伤共存，让心灵自如

当我尝试这种练习时，我的想象中出现了自己最喜欢的叔叔，他正开着他的红色敞篷车带我兜风。这个意象对我非常有用，MAP 也是同理。我借鉴了注意力集中训练的方法，指导练习者将注意力集中于呼气和吸气之间的微小间歇。一旦思绪开始游离，练习者必须及时留意到自己的游离，并重新将注意力放回这个微小的间歇上。

但是，这些心智技能是如何改变大脑的呢？它们是如何帮助我们减少应激、降低反刍频率的呢？我们可能永远无法弄清其中的确切机制，但有一件事是可以肯定的：大脑一直在变化，一直在学习，只要有机会，它就能记住任何东西，并且在之后加以运用。

例如，当一段自传体性质的记忆或关于某段记忆的消极想法出现时，人们的情绪反应最初可能会变强烈，但随着时间推移，其强度将会降低，这是因为个体"习得"了两个事件之间并不必然存在关联。用新的学习打断旧的、习得的联想，可能会令我们"简单"地克服自己过去习得的、经常陷入对过往的反刍思维的倾向。

需要注意的是，我无意断定任何一种疗法或冥想训练都只涉及一种心智技能且排斥其他技能，我也不认为一种方法必然优于另一种。恰恰相反，我建议你尽可能掌握多种心智技能。谁知道你在什么时候会需要用到哪一招呢？

训练大脑，迎接未来：未知的勇气

2020年原本是充满希望的一年。不过，还没等收起新年的装饰，我忽然发现自己和一群人一块儿坐在了急诊室里，每个人都在拼命呼吸。胸部X射线检查结束后，医生开具了治疗我肺部炎症的药，并让我回了家。回到家，我打开新闻，看到了许多人因感染新型冠状病毒而生病甚至死亡的报道。我很确信自己也感染了，我越是想着病毒，就越觉得呼吸困难。如果我最后需要上呼吸机，那该怎么办？或者发生更糟糕的情况，我儿子病倒了，需要上呼吸机，那又该怎么办？

某天夜里，凌晨3点左右，我叫醒了儿子，要他把我送到急诊室。那时所有的医生和护士都已经穿上了防护服。我儿子不能待在医院里等我。我开始胡思乱想，或许自己再也见不到他了。不过幸运的是，我的X射线摄影胶片上没出现病变迹象。医生让我回家静养，继续服药。

这一次我想起来了：我拥有一项心智技能，或许它能帮得上忙。于是我"祭出"了这一招：我躺在床上，数着自己呼吸中的间歇，慢慢地数，一次接着一次。每当我思绪游离、陷入消极的想法时，我就把注意力转移回呼吸的间歇，用后者代替我的想法。虽然很难做到，但我还是成功了。而且我非常确信，正是这一招帮助我度过了最艰难的一段时光。

结　语　与创伤共存，让心灵自如

如果说新冠疫情是一种创伤，那么它无疑是日常创伤的一个例子。多达20%的住院患者出现了PTSD症状，包括侵入性思维、创伤性记忆和焦虑。[3]有些患者甚至出现了"脱离现实"的症状。几乎每个人都感到失去了与他人之间的联结感，以及失去了"确定地知道明天会发生些什么"的安全感。我从来没接受过核酸检测，但当我的症状有所缓解后，我希望帮助其他人习得一些心智技能，即把拯救了自己的"招数"教给别人。

我和我的研究生们决定把工作重点放在美国中小学教师身上。他们正在放暑假，准备秋季返校。我们招募了大约50名教师，每周为他们提供一次在线的MAP培训课程。仅仅过了6周，他们就感觉压力大大减轻，焦虑程度也有所下降。他们还报告说，自己陷入反刍思维的频率也降低了。[4]

总体而言，这些教师对MAP的反应与我们在其他参与者身上观察到的情况基本相似，但也有一点重要的差别。我们开展培训课程的时间早于新冠疫情在美国大暴发的时间，也早于教师们返校的时间。在此期间，教师们不得不好好思考该如何在教室里保护自己和学生。有些人甚至在讲桌上安装了有机玻璃隔断，有些人则需要为在线课程设计教案。

在这种情况下，我们预计，随着新学年的临近，教师可能会愈发紧张和焦虑，许多人确实有这样的情况。相比之下，参与了MAP培训课程的教师的心理状况并未恶化。相反，他们称自己的感觉好多了。你可以认为，他们的心理复原力变强了。

为未知做好准备：拥抱变化

我曾经一连好几个小时趴在显微镜上，在脑组织切片中寻找记忆的痕迹。然而，只要一离开实验室，我就会忍不住开始陷入反刍思维，回顾先前的记忆，完全无视我作为科学家对大脑的各种认识。我们的记忆位于大脑中，由穿过神经元细胞膜的离子产生，这个事实的确让人感到难以接受。正是通过这个过程，我们才形成自身的生命叙事。因此，如果我们确实想要有更好的生命叙事，就必须接受上述现实，并改造自己的大脑。

这并非通俗心理学的老生常谈，我的意思是，我们必须更全面地了解大脑，知晓其实际作用和工作原理。为此，我们不能仅仅满足于增加睡眠、计数呼吸或者做开合跳，这样是不够的，我们在大脑训练上花的心思应该远多于发质养护或减脂增肌。我们必须觉察自己每天的想法和感受，利用这些信息训练自己的大脑，并且在训练过程中加入我们的意图、激情和慈悲心。

我在本书的开头引用了我妈妈最喜欢说的一句话："每个人都有自己的故事。"那么，你的故事是什么样的？当你觉得无法承受生活中发生的一切时，你会讲述什么样的故事？你能否看到这些故事随时间推移发生的变化？通过了解大脑创造这些故事的机理，通过对这些故事的回顾，我希望你能进一步了解我们在思维、记忆和感受之间不断循环往复的旅程。我们的目标并非停止思考、消灭感受或清除记忆，而是看到这些过程的演变，并接受它们本来的样子。当我们开始看清其本质时,我们就能放下一些叙事,同时接受一些新的叙事。

我妈妈还喜欢说一句话:"抱最好的希望,做最坏的打算。"我家里的其他人觉得这句话太过压抑,对其不大认同,但我有很深的共鸣。我觉得它揭示了一个深刻的道理:我们必须实事求是,为不可知的情况做好准备。

在本书的最后,我要分享一个故事。这个故事来自一位名叫玛丽亚的年轻女性,是关于她童年时代的一段创伤性经历。当时,她和家人正在家里熟睡,她家的公寓位于一座老旧大厦的10层。忽然,她的父母像发了疯一样冲进她的房间,叫醒了她。以下是她的叙述:

> 我感到整座大楼都在摇晃。我爸爸冲我大喊:"快跑!"我们跑进应急通道,冲下一层又一层的楼梯。我的注意力完全集中于逃命,我感觉到自己双腿发软、心跳加速。当我们终于下到一层、从后门跑出去的时候,我看到原来是车库的地方已经塌陷,变成一个巨大的坑。我唯一挂念的是落在公寓里的宠物寄居蟹,但父母不让我回去拿。后来当我们安顿好后,我才明白他们为什么阻止我。

这件事让我懂得,我们的生命可能会在毫无预兆的情况下突然终结。它提醒我要珍惜自己的家人和朋友,当然,还有宠物。幸运的是,没有人在这次事件中重伤或死亡。我的寄居蟹最后也安然无恙。我永远不会忘记那一天。我感到自己非常幸运，因为事情的结果原本可能会更糟糕。

我们必须从现实主义的角度看待生活中可能会发生的事。并非所有事都是美好的、有趣的，甚至是中性的。糟糕的事一定会发生，创伤会一再出现。我们会失去所爱的人，我们的人际关系会出问题。当然，我们可能还会经历一次大规模的疫情。虽然我们会尽可能地避免反刍思维，但还是难免会在一定程度上反复回想，"咀嚼"那些新产生的、与创伤相关的记忆。

不过，与此同时，我们也应该更多地回忆那些美好的事，回顾人生的高光时刻和生命中的爱，回味我们的成就，回想我们为实现梦想所做的一切。最重要的是，我们要训练自己的大脑，为此刻正在创造的叙事和未来将要产生的叙事做好准备。

为了实现上述目标，我们必须每天致力于习得新的技能，在精神层面和身体层面上都是如此。说起来容易做起来难。我们必须付出足够的努力。不过，所有挑战都具有积极意义。它们会刺激我们的大脑，让我们更好地投身生活。它们还能教会大脑辨别新事物和旧事物，区分危险与安全。

以这样的方式投身生活，并看清事物的本来面目，我们将能够为未来的一切做好准备，无论是好事还是坏事。我们的大脑将会做好准备，因为我们人类本就是为适应生活而被创造出来的。

结　语　与创伤共存，让心灵自如

1. 设计 MAP 的目的是为人们提供一种简单、有效且无须大量资源的训练方法，帮助人们应对日常生活中的压力和创伤。

2. 心智技能是帮助我们更好地应对生活中的挑战和创伤的关键。通过学习和练习这些技能，我们可以更有效地管理我们的思维和情绪。

3. 通过一系列的研究和实践，科学家们发现不同的心智技能（如徘徊、替代、抑制和清除记忆）会激活不同的大脑网络。

4. 冥想是一种有效的训练方法，可以帮助我们学会以新的方式使用大脑。通过冥想，我们可以学会接受所有的想法和感觉，而不加以评判。

5. MAP 结合了注意力集中训练的方法，指导练习者将注意力集中于呼吸的间歇，一旦思绪游离，就重新将注意力放回呼吸的间歇。

6. 通过练习这些心智技能，我们可以减少应激、减少反刍思维，提高复原力水平，更好地应对生活中的挑战。

7. 在新冠疫情期间，MAP 被用于帮助中小学教师应对压力和焦虑。研究显示，参与 MAP 的教师在压力和焦虑水平上有所下降，陷入反刍思维的频率也有所降低。

8. 我们应该珍惜当下，同时为未来做好准备。通过训练我们的大脑，我们可以更好地应对生活中的挑战，无论是好事还是坏事。

EVERYDAY TRAUMA

致　谢

　　我从学会阅读的那一刻开始，就一直想要写一本书。因此，我最想要感谢的人就是我的妈妈，是她让我对故事和书本充满由衷的热爱。在成为科学家的路上，我要感谢我的爸爸和哥哥，是他们教会我致力于追寻事实真相，特别是那些有助于解释世间万物如何运作的事实真相。而在热爱生活这件事上，我要感谢我的姐姐。我对路易斯·马策尔充满感激之情：没有人会像他这样教会我如此多的学习方法，给予我如此多的爱。我们一起看着儿子埃文·肖尔斯·马策尔（Evan Shors Matzel）成长为如今的样子。

　　感谢理查德·汤普森，他的质问促使我深入思考大脑中有关记忆的机制。同样感谢理查德的妻子朱迪丝·汤普森（Judith Thompson），她待我如同待女儿，将我带到他们的实验室和生活中。感谢斯蒂芬妮·怀特（Stephanie White），她是我生命中最长久的挚友，我的许多故事都是和她一起经历的，我们以后也会一再重温这些故事。感谢明安法师（Myong Ahn-Sunim）教会我一个道理：练习冥想比谈论冥想效果更好。另外，我还要感谢里克·威尔逊（Rick Wilson）和埃里克·阿劳兹（Eric Arauz），前者向我展示了有氧舞蹈的真正价值，后者则和我分享了他个人的创伤性经历，以及他帮助他人摆脱创伤的经历；只可惜我与他们相处的时间太过短暂。

在将实验室研究的结果介绍给整个世界的过程中，我有幸得到了埃玛·米伦和米歇尔·钱（Michelle Chang）的帮助。她们抱着慈悲、宽容和一丝不苟的态度，完成了我们针对人类被试的研究。再没有任何人——注意，是没有任何人能比她们做得更棒了。

我还要感谢这一路与我共事过的学生、研究者和合作者。他们中的许多人现在已经博士毕业，成为独当一面的科学家，致力于让世界变得更好。他们是梅甘·安德森（Megan Anderson）、德布拉·班加瑟、安娜·贝林（Anna Beylin）、达尼·库利克、克里斯蒂娜·达拉（Christina Dalla）、多西亚·德明（Docia Demmin）、吉娜·迪菲奥（Gina DiFeo）、埃里克·德里韦（Erik Dryver）、迪来特留斯·德拉姆（Demetrius Durham）、杰奎琳·法尔杜托（Jacqueline Falduto）、乔治娅·霍兹（Georgia Hodes）、保罗·拉瓦德拉（Paul Lavadera）、贝内德塔·莱纳、卡罗琳·博克斯迈耶（Caroline Boxmeyer）、莉莎·孟（Lisa Maeng）、萨布丽娜·门多利亚 - 洛弗雷多（Sabrina Mendolia-Loffredo）、乔治·米塞加斯（George Miesegaes）、米里亚姆·诺基亚（Miriam Nokia）、简·皮克特（Jane Pickett）、杰茜卡·桑托洛（Jessica Santollo）、乔尔·塞尔彻（Joel Selcher）、里克·塞尔维修斯（Rick Servatius）、海伦妮·西斯蒂（Helene

致　谢

Sisti)、克里希纳·托邦（Krishna Tobon）、杰琳·沃德尔（Jaylyn Waddell)、格温德琳·伍德（Gwendolyn Wood）、赵明睿，以及我忘记了确切姓名的人。

我很荣幸能够在罗格斯大学任教，并得到下列机构的资助：美国国家卫生院下属的美国国家心理健康研究所、美国国家自然科学基金会、美国国家航空航天局、美国国家阿尔茨海默病及抑郁症研究联盟（通过大脑与行为研究基金会），以及罗格斯大学的大脑健康研究所。感谢伊丽莎白·古尔德，是你让我得以一窥 20 世纪最重要的科学发现之一。感谢布兰登·奥尔德曼和他的研究生瑞安·奥尔森（Ryan Olson）及 C.J. 布拉什（C. J. Brush），是你们帮助我厘清了 MAP 背后的神经科学原理。感谢佩格·赖特和贝娅塔·齐塔（Beata Zita），是你们热情接待了我和我的团队，并帮助我们招募到高质量的被试。

我还要感谢罗格斯大学预防暴力及协助受害者办公室的劳伦·林斯科特（Lauren Linscott）和丽贝卡·瓦斯奎兹（Rebecca Vazquez），感谢你们为那些受害者所做的一切。最后，我要在勇气和决心方面向罗伯塔·迪亚兹·布里顿（Roberta Diaz Britton）和凯瑟琳·伍利（Catherine Woolley）看齐。她们两位都是学界顶尖学者，能与她们成为密友令我深感自豪。

感谢熨斗图书和麦克米兰出版公司对我的信任和帮助，令我得以顺利完成本书的写作。感谢朱莉娅·库珀史密斯（Julia Coopersmith）帮助我将观点整理为大纲，并教会我如何面向一般读者写作。感谢本书的初稿编辑萨拉·默里（Sarah Murray）和终稿编辑布琳·克拉克（Bryn Clark）协助我完成创作。在本书出版之际，我还要感谢我的一些同事和朋友，他们在百忙之中抽空阅读了书稿并给出了宝贵的意见。他们是达尼·库利克、多西亚·德明、萨曼莎·法里斯（Samantha Farris）、梅甘·贾尔斯（Megan Giles）、埃文·克兰曼（Evan Kleinman）、路易斯·马策尔、埃玛·米伦，以及丹尼尔·奥格尔维（Daniel Ogilvie）。

回想过往，我还要感谢埃丝特·贝内特（Esther Bennett）的直言不讳、埃米莉·里斯曼（Emilie Rissman）的积极协助，以及爱德华·塞尔比（Edward Selby）多年前的建议。要不是我在反刍思维中回想起那些建议，我还真不知道本书会写成什么样子呢。

写一本有关创伤的书十分不易。正因如此，我最后还要感谢两个人：我遇到过的最棒的经纪人杰德瑞·布拉迪克斯（Jaidree Braddix），以及行家中的行家西莉斯特·法恩（Celeste Fine）。你们鼓励我写一本助人的书籍并让我享受整个过程，我希望自己做到了这一点。没错，在你们的帮助下，我确实做到了。

EVERYDAY TRAUMA

译者后记

基于科学的"防'心'术",你值得拥有

我对创伤这个主题并不陌生。我在青少年时代经历过为数不少的创伤,后来学习心理咨询和临床心理学,得蒙国内创伤干预领域的顶尖学者徐凯文博士授业。基于这些经历和心得,我写了一本自传《我的父亲是 loser》。

但创伤并不会,也不可能从此离我而去。就算我学习了创伤理论、写了本关于自身创伤的书,也还是做不到摆脱创伤。我仍然会时不时沉浸于过往的创伤,并持续受其影响。诚如本书作者特蕾西·肖尔斯博士所言,生活中充满创伤,有些创伤还会日复一日地长久持续下去。

既然避无可避,那么接受"创伤是生活不可分割的一部分",就成了人生的课题。

但仅仅"接受"还不够。创伤毕竟是一种有破坏性的体验，有些创伤对人造成的影响甚至会伴随终生。如果把创伤比作一种人人易感的"传染病"，我们是否有办法增强自己对它的免疫力和复原力呢？基于此，肖尔斯博士为我们提供了一些深入浅出的分析，并提出了一些建议。

在本书第 4 章，肖尔斯博士介绍了人类的反刍思维。根据书中引用的研究结果，陷入反刍思维越频繁，广义上的心理健康水平就越低。对过往创伤的反刍思维会制造与创伤相关的新记忆，这就好像往大脑这个硬盘里不断"另存为"包含创伤性经历的新副本。大脑中的记忆很难删除，更没法全盘更换。如果任由这种"垃圾文档"塞满大脑，我们的日常生活就很难不受其累。

肖尔斯博士说，即使明知道理如此，她也是个会陷入反刍思维的人。我们每个人或多或少都有反刍思维，但我们可以控制其频率和强度，减少它对当下生活的影响。所谓"反思""自我批判"或"幻想另一种可能"对当下大体无益，甚至明确有害。这可以说是从科学的角度论证了"活在当下"的合理性。基于这个结论，我们不难发现，坊间许多俗知俗见，以及"治疗"和"培训"的理论或实践，不但无益于提高对创伤的免疫力和复原力，还会在事实上制造新的创伤。

这些结论和背后的研究证据对我产生了重大的影响。在翻译完本书的第 4 章后，我的心智中仿佛安装了一个新的"小程序"。每当我将要深陷对往事的反刍思维、将要调取当年的创伤场景并激发

译者后记

躯体感受时，这个"小程序"就会响起警报：你确定要为该创伤性记忆创建一个"新副本"吗？在这种影响下，我的反刍思维频率和强度明显降低，感觉脑袋里的噪声也变少了。翻译并阅读本书能带给我这样的改变，确实令我始料未及。我想，在青少年群体普遍承受压力、受到抑郁症等心理问题困扰的当下，本书中这个"创伤副本塞满硬盘"的隐喻以及背后的研究依据非常值得引入我们的心理健康教育课程。

肖尔斯博士见证了伊丽莎白·古尔德在海马中发现的新生神经元，并亲自参与了有关这一主题的后续研究。稍有心理学和神经科学知识的读者都明白，海马的一个主要作用是制造新的记忆，而新生神经元在制造和帮助保持新记忆方面可能发挥着非常重要的作用。肖尔斯博士基于实证告诉我们，我们越是重视学习和学习的过程，就越会费力，存活下来的新生神经元就越多。这些新生神经元一旦接入大脑已有的神经元网络，就会改变大脑的生理结构，进而帮助我们掌握更多的心智技能——包括对创伤干预极为重要的脱敏、辨别和专注。这是神经系统层面上的用进废退。我们一直在强调终身学习的重要性，现在我们可以在这个长长的"好处清单"里再加一条：学习有利于大脑健康，且有利于心理健康。

那么，该如何为大脑创造一种足够费力且足够有效的学习情境呢？肖尔斯博士给出的解决方案不仅合乎要求，而且简单易懂，以至于人人都可以轻松掌握、自行练习。这就是本书最后一部分介绍的 MAP。在最低限度的情况下，你只需每周进行 1 次 30 分钟的冥想训练加 30 分钟的有氧运动，持续 6～8 周。根据肖尔斯博士的实践和研究结果，相关培训和教学甚至可以在嘈杂的地下室里进行，即使是无家可归且有严重 PTSD 症状的流浪者也能从中获益。

这里的获益并不仅仅是降低头脑中的"杂音"，训练者在这个过程中还习得了重要的心智技能：辨别过去与当下，区分危险与安全，不再将当下的"心跳加速"和"对过往创伤的回忆"视为此刻"危险即将发生"的预兆。这些技能，恰恰也是创伤干预治疗师试图教给来访者的。正规、专业的创伤干预治疗对许多人来说遥不可及，如果有一种更简单、更容易普及的方法，能让人们通过自主训练实现一部分专业心理治疗的功效，那真是善莫大焉。

不仅如此，习得这样的心智技能，本身还有助于强健心智，提高今后对创伤的免疫力。因此，我们可以说，本书作者基于扎实的研究证据，提出了可靠的理论，给出了简便易行的解决方案，并获得了积极的证据支持。这样的书值得每一个热爱生活的人认真阅读。

读书只是第一步。谈论修行千日，不如亲身修行一刻。练习书中的 MAP 可以作为一个很好的开始。在 6 周或 8 周之后，如果你确实感觉到明显的变化，还可以继续寻找、尝试和应用其他的练习，掌握更多、更好的心智技能。这与我们在马伽术课堂上教授学员的方法是一致的：格斗技或防身术课程为你提供了蓝图，你的训练、思考、实践和颠覆促成了你的改变。谁也不知道你在什么时候会需要用到哪一招，但只要你入了门，习得了正确的原则，打下了良好的基础，并在此之后持续学习，你一定能够为不可知的未来做

译者后记

好准备。一如作者所言，我们人类本就是为适应生活而被创造出来的。

　　由于时间、精力和水平有限，译文中难免有疏漏和错误之处。敬请各位读者谅解，并不吝赐教。

　　是为记。

乔淼
于深圳

EVERYDAY TRAUMA

注 释

考虑到环保的因素,也为了节省纸张、降低图书定价,本书编辑制作了电子版的参考资料。请扫描下方二维码,直达图书详情页,点击"阅读资料包"获取。

未来，属于终身学习者

我们正在亲历前所未有的变革——互联网改变了信息传递的方式，指数级技术快速发展并颠覆商业世界，人工智能正在侵占越来越多的人类领地。

面对这些变化，我们需要问自己：未来需要什么样的人才？

答案是，成为终身学习者。终身学习意味着永不停歇地追求全面的知识结构、强大的逻辑思考能力和敏锐的感知力。这是一种能够在不断变化中随时重建、更新认知体系的能力。阅读，无疑是帮助我们提高这种能力的最佳途径。

在充满不确定性的时代，答案并不总是简单地出现在书本之中。"读万卷书"不仅要亲自阅读、广泛阅读，也需要我们深入探索好书的内部世界，让知识不再局限于书本之中。

湛庐阅读 App: 与最聪明的人共同进化

我们现在推出全新的湛庐阅读 App，它将成为您在书本之外，践行终身学习的场所。

- 不用考虑"读什么"。这里汇集了湛庐所有纸质书、电子书、有声书和各种阅读服务。
- 可以学习"怎么读"。我们提供包括课程、精读班和讲书在内的全方位阅读解决方案。
- 谁来领读？您能最先了解到作者、译者、专家等大咖的前沿洞见，他们是高质量思想的源泉。
- 与谁共读？您将加入优秀的读者和终身学习者的行列，他们对阅读和学习具有持久的热情和源源不断的动力。

在湛庐阅读 App 首页，编辑为您精选了经典书目和优质音视频内容，每天早、中、晚更新，满足您不间断的阅读需求。

【特别专题】【主题书单】【人物特写】等原创专栏，提供专业、深度的解读和选书参考，回应社会议题，是您了解湛庐近千位重要作者思想的独家渠道。

在每本图书的详情页，您将通过深度导读栏目【专家视点】【深度访谈】和【书评】读懂、读透一本好书。

通过这个不设限的学习平台，您在任何时间、任何地点都能获得有价值的思想，并通过阅读实现终身学习。我们邀您共建一个与最聪明的人共同进化的社区，使其成为先进思想交汇的聚集地，这正是我们的使命和价值所在。

CHEERS

湛庐阅读 App
使用指南

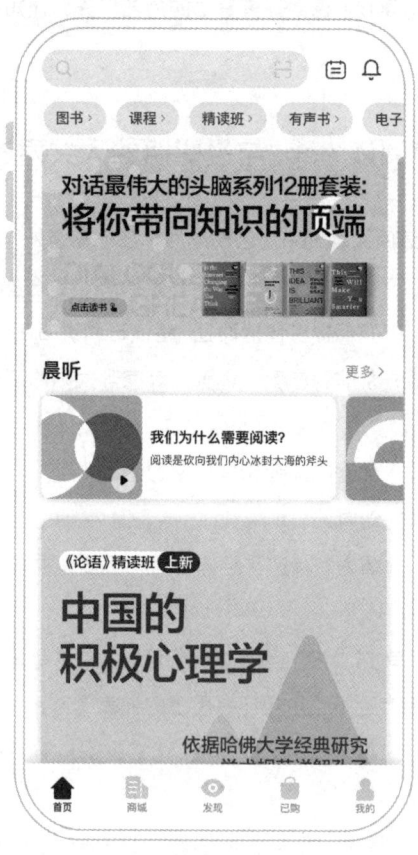

读什么
- 纸质书
- 电子书
- 有声书

怎么读
- 课程
- 精读班
- 讲书
- 测一测
- 参考文献
- 图片资料

与谁共读
- 主题书单
- 特别专题
- 人物特写
- 日更专栏
- 编辑推荐

谁来领读
- 专家视点
- 深度访谈
- 书评
- 精彩视频

HERE COMES EVERYBODY

下载湛庐阅读 App
一站获取阅读服务